糖尿病视网膜病变
基础与临床

U0288226

主　编

刘学政

副主编

左中夫　郭喜良　阎文柱

编　委（以姓氏笔画为序）

丁佳媛　王小白　王文娟　王志云　王禹霏　左中夫

史才兴　付　聪　冯　闯　吕　盼　刘万鹏　刘文强

刘安琪　刘学政　刘莹雪　刘家有　李　静　杨　琪

张　博　郑洪伟　郑晴予　单　伟　孟　璐　赵丽潘

郭喜良　黄　莹　阎文柱　曾瑞霞

人民卫生出版社
·北京·

图书在版编目（CIP）数据

糖尿病视网膜病变基础与临床 / 刘学政主编. —北京：人民卫生出版社，2024.9
ISBN 978-7-117-35755-5

Ⅰ.①糖… Ⅱ.①刘… Ⅲ.①糖尿病－并发症－视网膜疾病－诊疗 Ⅳ.①R587.2②R774.1

中国国家版本馆 CIP 数据核字（2024）第 007457 号

人卫智网	www.ipmph.com	医学教育、学术、考试、健康，购书智慧智能综合服务平台
人卫官网	www.pmph.com	人卫官方资讯发布平台

糖尿病视网膜病变基础与临床

Tangniaobing Shiwangmo Bingbian Jichu yu Linchuang

主　　编：刘学政
出版发行：人民卫生出版社（中继线 010-59780011）
地　　址：北京市朝阳区潘家园南里 19 号
邮　　编：100021
E - mail：pmph @ pmph.com
购书热线：010-59787592　010-59787584　010-65264830
印　　刷：三河市潮河印业有限公司
经　　销：新华书店
开　　本：787×1092　1/16　印张：8
字　　数：180 千字
版　　次：2024 年 9 月第 1 版
印　　次：2024 年 12 月第 1 次印刷
标准书号：ISBN 978-7-117-35755-5
定　　价：48.00 元

打击盗版举报电话：010-59787491　E-mail：WQ @ pmph.com
质量问题联系电话：010-59787234　E-mail：zhiliang @ pmph.com
数字融合服务电话：4001118166　　E-mail：zengzhi @ pmph.com

　　糖尿病视网膜病变是糖尿病患者常见眼底病变，是糖尿病的严重并发症之一，临床上根据是否出现视网膜新生血管，将其分为非增生型糖尿病视网膜病变和增生型糖尿病视网膜病变，两种类型视网膜病变都对视力危害极大，已成为我国成人致盲的首要因素。对这一领域的研究，将有助于改善此类疾病患者境况，减轻疾病带来的伤害。

　　糖尿病视网膜病变是我三十余年来一直坚持的主要研究方向之一。一路走来，我备感做学问之艰辛，出成果之艰难，现在把多年来的研究所得进行系统梳理，并结合前沿研究成果，编纂成书，做一阶段性总结，供同道们品鉴交流，以取长补短，促进共同进步与提高。

　　全书共九章，前三章简要概述现阶段关于糖尿病及糖尿病视网膜病变的一般性理论成就，为读者提供基本理论知识。第四章至第六章论述糖尿病视网膜病变的基础性研究成果，包括形态学、分子生物学和电生理等方面的研究，主要聚焦分子生物学研究成果，糖尿病视网膜病变涉及的众多蛋白信号通路及信号网络。第七章和第八章论述影像学检查和临床治疗方面的最新进展，提出一系列控制糖尿病视网膜病变发生发展的有效方法，包括积极控制血糖、限制糖类食物的摄入、降低体重及药物治疗等综合措施。第九章内容是糖尿病视网膜病变预防及展望，主要围绕代谢因素、生活与环境因素以及基础研究和临床治疗展开，期望为相关研究提供可借鉴的思路。

　　参与编写本书的成员大多是我们团队的成员或密切合作的有关专家，他们在不同时期参与了与本书内容相关的研究工作，本书所引用的学术观点大多来自他们公开发表的论文，在此对所有参编人员表示真诚的谢意！

　　理无专在，学无止境，知识不是无源之水、无本之木，需要有人记录，有人整理。谨以此书献给孜孜以求、脚踏实地辛勤工作的同道，愿我们国家在糖尿病视网膜病变的理论研究、基础研究和应用研究领域不断取得飞跃发展。

刘学政

2023 年 8 月

目录

第一章
糖尿病概述

糖尿病（diabetes mellitus，DM）是由多病因引起的以慢性高血糖为特征的代谢性疾病。高血糖是由于胰岛素分泌和利用缺陷而引起。长期碳水化合物、脂肪、蛋白质代谢紊乱，可引起多系统损害，导致眼、肾、神经、心脏、血管等组织器官出现慢性进行性病变、功能减退及衰竭。病情严重或发生应激时，可引起急性严重代谢紊乱，如糖尿病酮症酸中毒、高渗高血糖综合征。

一、糖尿病分型及病因

（一）糖尿病分型

我国目前采用世界卫生组织（World Health Organization，WHO）1999 年的病因学分型体系，将糖尿病分为以下四型：

1. **1 型糖尿病（diabetes mellitus type 1，T1DM）** 是由于胰岛 β 细胞被破坏，引起胰岛素绝对缺乏所致。T1DM 又分为免疫介导性和特发性（无自身免疫证据）。

2. **2 型糖尿病（diabetes mellitus type 2，T2DM）** 主要病理生理改变为从以胰岛素抵抗为主伴胰岛素进行性分泌不足到以胰岛素进行性分泌不足为主伴胰岛素抵抗。

3. **妊娠糖尿病** 是妊娠期间首次发生或发现的糖尿病或糖耐量降低，不包括妊娠前已诊断的糖尿病。

4. **其他特殊类型糖尿病** 是指病因学相对明确，如胰腺炎、库欣综合征、糖皮质激素、巨细胞病毒感染等引起的高血糖状态。

（二）糖尿病病因

1. **1 型糖尿病** 绝大多数是自身免疫性疾病，遗传因素和环境因素共同参与其发病。

（1）遗传因素：在同卵双生子中 1 型糖尿病同病率达 30% ~ 40%，提示遗传因素在 1 型糖尿病发病中起重要作用。

（2）环境因素：如病毒感染。已知与 1 型糖尿病发病有关的病毒有风疹病毒、腮腺炎病毒、柯萨奇病毒、脑心肌炎病毒和巨细胞病毒等。近年肠道病毒也备受关注。

（3）自身免疫

1）体液免疫：已有研究发现，90% 新诊断 1 型糖尿病患者的血清中存在针对 β 细胞的单株抗体，其中比较重要的有多株胰岛细胞抗体、胰岛素抗体、谷氨酸脱羧酶抗体、蛋白质酪氨酸磷酸酶样蛋白抗体等。出现两种自身抗体阳性者今后发生 1 型糖尿病的可能性达到 70%。因此，胰岛细胞自身抗体检测可用于预测 1 型糖尿病的发病及确定高危人群，并可协助糖尿病分型及指导治疗。

2）细胞免疫：细胞免疫异常在 1 型糖尿病发病中起更重要的作用。细胞免疫失调表现为致病性和保护性 T 淋巴细胞比例失衡及其所分泌细胞因子或其他介质相互作用紊乱。

2. 2 型糖尿病　是由遗传因素及环境因素共同作用引起的多基因遗传性复杂病，是异质性疾病。

（1）遗传因素与环境因素：同卵双生子中 2 型糖尿病的同病率接近 100%，但起病原因和病情进程则受环境因素的影响而变异甚大。环境因素包括年龄增长、现代生活方式、营养过剩、体力活动不足、子宫内环境以及应激、化学毒物等。这些环境因素和遗传因素共同作用所引起的肥胖，特别是向心性肥胖，与胰岛素抵抗和 2 型糖尿病的发生密切相关。

（2）胰岛素抵抗和 β 细胞功能缺陷：β 细胞功能缺陷导致不同程度的胰岛素缺乏和组织（特别是骨骼肌和肝脏）的胰岛素抵抗是 2 型糖尿病发病的两个主要环节。

（3）胰岛 α 细胞功能异常和促胰液素分泌缺陷：2 型糖尿病患者由于胰岛 β 细胞数量明显减少，α/β 细胞比例显著增加。同时，α 细胞对葡萄糖的敏感性下降，从而导致胰高血糖素分泌增多，肝糖原输出增加。

（4）肠道因素：2 型糖尿病患者的肠道菌群结构及功能与健康人不同。肠道菌群可能通过干预宿主营养及能量的吸收利用、影响胆汁酸代谢、促进脂肪的合成及储存、影响慢性低度炎症反应等机制参与 2 型糖尿病的发生发展。

3. 妊娠糖尿病　病因很复杂，年龄、肥胖和糖尿病家族史是主要的影响因素。

（1）年龄因素：高龄妊娠是目前公认的妊娠糖尿病的主要危险因素。年龄因素除影响糖尿病的发生外，年龄越大，孕妇诊断妊娠糖尿病的孕周越小。

（2）肥胖：肥胖是发生糖耐量减低和糖尿病的重要危险因素，对于妊娠糖尿病也不例外。

（3）糖尿病家族史和不良产科病史：糖尿病家族史是妊娠糖尿病的危险因素。有糖尿病家族史者发生妊娠糖尿病的危险是无糖尿病家族史者的 1.55 倍，一级亲属中有糖尿病家族史者的发生风险升高到 2.89 倍。

二、糖尿病流行病学

糖尿病是常见病、多发病。目前在全球范围内，糖尿病的患病率与发病率增长迅速。以 2 型糖尿病为例，2013 年我国调查数据显示，2 型糖尿病患病率为 10.4%，男性（11.1%）高于女性（9.6%）。各民族间的糖尿病患病率存在较大差异，如满族 15.0%、汉族 14.7%、维吾尔族 12.2%、壮族 12.0%、回族 10.6%、藏族 4.3%。肥胖和超重人群糖尿病患病率显著增加。与体重正常人群相比，肥胖人群糖尿病患病率升高 2 倍。2013 年按体重指数（body mass index，BMI）分层数据显示，BMI<25kg/m^2 者的糖尿病患病率为 7.8%，25kg/m^2 ≤ BMI<30kg/m^2 者的糖尿病患病率为 15.4%，BMI ≥ 30kg/m^2 者的糖尿病患病率为 21.2%。

1. 好发人群　肥胖或超重者，特别是腹型肥胖者；高脂饮食者；久坐不动、缺乏活动者；长期过量饮酒者；直系血亲（父母、兄弟、姐妹）有糖尿病病史者为糖尿病好发人群。病毒感染者（如腮腺炎病毒、巨细胞病毒感染者）也可能有发病风险。有危险因素的妊娠期妇女易发妊娠糖尿病。

2. 诱发因素

（1）病毒感染、自身免疫异常：感染可能直接或间接地通过激发自身免疫反应而损伤胰岛组织。

（2）肥胖：肥胖者脂肪细胞膜上胰岛素受体相对减少或活性下降，故对胰岛素敏感性降低，易导致糖尿病。

（3）精神刺激、创伤：在应激状态下肾上腺糖皮质激素、胰高血糖素、肾上腺素等分泌增多，它们具有胰岛素拮抗作用，可能诱发或加重糖尿病。

三、糖尿病临床表现及并发症

糖尿病的典型症状是多尿、多饮、多食、体重下降（俗称"三多一少"），常伴有软弱、乏力，许多患者有皮肤瘙痒的并发症状。多数患者起病隐匿，症状相对较轻，半数以上患者早期可无任何症状，不少患者在因慢性并发症就诊时或在健康体检时发现。

（一）典型症状

1. 1 型糖尿病

（1）患者起病较急，常因感染或饮食不当诱发，可有家族史。

（2）典型者有多尿、多饮、多食和消瘦（即"三多一少"）症状。

（3）不典型患者可表现为疲乏无力、遗尿、食欲降低。

（4）4.20% ~ 40.00% 患儿因糖尿病酮症酸中毒急症就诊。

2. 2 型糖尿病　可发生于任何年龄阶段，但多见于成人，常在 40 岁以后发病。大多数患者起病缓慢且隐匿，病情相对较轻，可伴有体重超重或肥胖、高血压、冠心病和脂代谢异常。不少患者在因慢性并发症就诊时或健康体检时才发现血糖高，仅约 50% 患者出现多尿、多饮、多食和体重减轻等症状。

3. 妊娠糖尿病　妊娠中、末期出现，患者一般只有轻度无症状性血糖增高，分娩后血糖一般可恢复正常。

4. 特殊类型糖尿病

（1）成年发病型糖尿病：可出现典型的"三多一少"症状，发病年龄小于 25 岁。

（2）线粒体基因突变糖尿病：发病早，出现β细胞功能逐渐减退、自身抗体阴性，身材多消瘦，常伴神经性耳聋或其他神经肌肉病变表现。

（3）糖皮质激素所致糖尿病：部分患者应用糖皮质激素后可诱发或加重糖尿病，与剂量和使用时间相关，多数患者停用后糖代谢可恢复正常。

（二）伴随症状

1. 1型糖尿病 可伴有视物模糊、皮肤感觉异常和麻木，女性患者可伴有外阴瘙痒。

2. 2型糖尿病 部分患者长期无明显症状，仅于体检或因其他疾病检查时发现血糖升高，或因并发症就诊才诊断糖尿病。

（三）并发症

1. 急性并发症

（1）糖尿病酮症酸中毒和高渗性非酮症糖尿病昏迷是糖尿病的急性并发症。

（2）感染性疾病：糖尿病容易并发各种感染，血糖控制差者更易发生，也更严重。肾盂肾炎和膀胱炎多见于女性患者，容易反复发作，严重者可伴随肾及肾周脓肿、肾乳头坏死。疖、痈等皮肤化脓性感染可反复发生，有时可引起脓毒血症。常见皮肤真菌感染如足癣、体癣等。真菌性阴道炎和前庭大腺炎是女性患者常见并发症，多为白念珠菌感染。糖尿病合并肺结核的发生率显著增高，病灶多呈渗出干酪性，易扩展播散，且影像学检查表现多不典型，易致漏诊或误诊。

2. 慢性并发症 可累及全身各重要器官，单独出现或以不同组合同时或先后出现。并发症可在患者诊断糖尿病前已存在。有些患者因并发症就诊而发现糖尿病。在我国，糖尿病是导致成人失明、非创伤性截肢、终末期肾脏病的主要原因。糖尿病可使心脏、脑和周围血管疾病发生风险增加2~7倍；与非糖尿病患者相比，糖尿病患者全因死亡、心血管病死亡、失明和下肢截肢发生风险均明显增高。其中，心血管疾病是糖尿病致残、致死的主要原因。

（1）微血管病变：是糖尿病的特异性并发症，其典型改变是微血管基底膜增厚和微循环障碍。微血管病变可累及全身各组织器官，主要表现在视网膜、肾、神经和心肌组织上，其中以糖尿病肾病和视网膜病变尤为重要。

（2）动脉粥样硬化性心血管疾病：动脉粥样硬化的易患因素，如肥胖、高血压、血脂异常等在糖尿病（主要是2型糖尿病）患者中的发生率较高，导致糖尿病患者动脉粥样硬化的患病率较高，发病更早，病情进展较快。动脉粥样硬化主要侵犯主动脉、冠状动脉、脑动脉、肾动脉和肢体动脉等，引起冠心病、缺血性或出血性脑血管病、肾动脉硬化、肢体动脉硬化等。

（3）神经系统并发症：糖尿病可累及神经系统任何一部分，包括中枢神经系统病变、周围神经病变、自主神经病变等。

（4）糖尿病足：指与下肢远端神经异常和不同程度周围血管病变相关的足部溃疡、感染和深层组织破坏，是糖尿病最严重和治疗费用最多的慢性并发症之一，是糖尿病非外伤性截肢的最主要原因。轻者表现为足部畸形、皮肤干燥和发凉、胖胼（高危足）；重者可出现足部溃疡、坏疽。

（5）其他：糖尿病还可引起视网膜黄斑病、白内障、青光眼、屈光改变、虹膜睫状体病变等，口腔疾病和皮肤病变也是常见的糖尿病并发症。一些并发症为糖尿病特异性病变，大多数为非特异性病变。糖尿病患者中，肝癌、胰腺癌、膀胱癌等的发病率也有升高，抑郁、焦虑和认知功能损害等也较常见。

第二章
视网膜解剖学基础

一、概述

　　视网膜就像一架照相机里的感光底片，负责感光成像。人看东西时，物体的影像通过屈光系统，落在视网膜上。视网膜是透明的薄膜，因脉络膜和视网膜色素上皮（retinal pigment epithelial，RPE）细胞的关系，眼底呈均匀的橘红色。视网膜后界位于视神经盘周围，前界位于锯齿缘，外面紧邻脉络膜，内面紧贴玻璃体。视信息在视网膜上形成视觉神经冲动，沿视路将视信息传递到视中枢形成视觉。

二、结构

（一）生物结构

　　视网膜位于眼球壁的内层、血管膜的内面，是透明的薄膜。

　　视网膜由胚胎时期的神经外胚叶形成的视杯发育而来。视杯外层形成单一的视网膜色素上皮层，由单层色素上皮细胞构成。视杯内层则分化为视网膜神经感觉层，主要由三层神经元组成。外层神经元由感光细胞组成，专司感光，包括视锥细胞和视杆细胞。人的视网膜上约有 1.25 亿个视杆细胞和 700 万个视锥细胞。视杆细胞主要分布于视网膜的周围部，感受弱光刺激；视锥细胞主要分布于视网膜的中央部，感受强光和颜色刺激。中层神经元由双极细胞组成，负责将来自感光细胞的神经冲动传导至内层的节细胞。第三层神经元为节细胞层。节细胞轴突在视神经盘处汇聚形成视神经。

　　组织学上，视网膜神经感觉层又可分为 9 层，由外向内分别为：视锥视杆细胞层、外界膜、外颗粒层、外丛状层、内颗粒层、内丛状层、节细胞层、神经纤维层、内界膜。

（二）物理结构

　　成人视网膜构成一个球面的 72%，球面的直径约为 22mm。视网膜上无感光细胞的部位称为盲点，是视神经穿过的地方。这个点看上去是一个约 $3mm^2$ 的白色椭圆。从盲点向太阳穴方向有一个浅黄色区域——黄斑，其中心是中央凹。中央凹是眼睛感光最灵敏的地方，也是视觉最清晰的地方。当人注视某物体时，眼球常会不自觉转动，让光线尽量聚焦在中央凹。灵长目动物每只眼睛只有一个中央凹，有些鸟有两个中央凹，狗和猫没有中央凹，它们有一个叫作中央条的带状区。中央凹周围约 6mm 的地区被称为中央视网膜，其外是周边视网膜。视网膜的边缘是锯齿缘，锯齿缘距角膜缘约 8.5mm，距视神经盘约 24mm。视网膜的厚度不到 0.5mm。视网膜节细胞的轴突在盲点组成视神经，视神经经视神经管通向脑。可能出于进化的缘故，视网膜的感光细胞位于其外部，光要通过整个视网膜才能到达感光细胞，但是光不透过上皮组织和脉络膜。人们对着蓝色光可以看到运动的白色亮点，这是感光细胞前毛细血管里的白细胞形成的。在节细胞层与视杆细胞和视锥细胞之间有两层神经毡，其中神经元在其中互相接触。这两层神经毡分别是外网层和内网层。在外网层，感光细胞与纵向的双极细胞连接。在内网层，横向的水平细胞与节细胞连接。中央视网膜主要由视锥细胞构成，周边视网膜主要由视杆细胞构成。黄斑中央凹的视锥细胞排列成六角形。在中央凹中，视锥细胞效率最高，感光最敏锐。

三、细胞组成

（一）视锥细胞

视锥细胞感强光且具有分辨颜色的能力。在中央凹，视锥细胞密度约 150 000 个 /mm²。中央凹的结构特点为高视锐度创造了条件。绿视锥细胞（450～675nm，红 - 蓝光；530nm，绿光）、蓝视锥细胞（455nm，蓝光）、红视锥细胞（625nm，橙色光）3 种视锥细胞含有不同的感光物质（如视紫蓝质）。

（二）视杆细胞

视杆细胞所含感光素为视紫红质，对弱光敏感。1 个光量子可引起一个细胞兴奋，5 个光量子就可使人眼感觉到一个闪光，但不能分辨颜色。光照后，视紫红质中的顺式视黄醛变成全反式视黄醛，视蛋白与之分离，视黄醛在酶作用下还原成维生素 A；在暗处，在酶作用下由全反式视黄醛生成顺式视黄醛。构象变化激活转导蛋白。1 个光量子所激活的视紫红质分子能与约 500 个转导蛋白的分子相互作用，使信号放大。转导蛋白转而激活磷酸二酯酶（phosphodiesterase，PDE）、PDE 又使环磷酸鸟苷（cyclic guanosine monophosphate，cGMP）降解为非活性的鸟苷一磷酸（guanosine monophos-phate，GMP）。1 个 PDE 分子每秒钟可使 2 000 个 cGMP 分子分解。cGMP 含量下降造成 Na⁺ 不能进入细胞，于是这类细胞电位负值加大（即极化）。超极化视杆细胞不再继续释放神经递质，递质释放量下降，无论给予多强的刺激，只能产生分级的超极化电位，不产生动作电位（无冲动神经元）。经过这一系列级联反应，一个光量子信号被放大约 1 亿倍。

（三）双极细胞

双极细胞只能给出分级电位，不产生动作电位，明显呈现中心和周边同心圆拮抗方式。在受光照或撤光时，中心区域和周边区域的电变化极性相反。根据反应特性，双极细胞可分为两种类型：超极化型双极细胞，对感受野中心的光刺激呈去极化，撤光时呈超极化；去极化型双极细胞，对中心光照呈超极化反应。

（四）视网膜特化感光神经节细胞

视网膜特化感光神经节细胞（intrinsically photosensitive retinal ganglion cell，ipRGC）也称自主感光神经节细胞。150 多年来，科学家们始终认为杆状细胞和锥状细胞是人眼中的感光细胞，通过杆状细胞和锥状细胞与大脑视皮质之间的神经信号转导，传递视觉体验。ipRPGC 非常稀少，也被称为哺乳动物视网膜中的第三类感光细胞，可根据树突形态和分层位置的差异分为 5 个亚型，它们并不形成视觉。其轴突主要连接到视交叉上核（suprachiasmatic nucleus，SCN）、顶盖前橄榄核等脑区，参与调节昼夜节律、瞳孔对光反射等非成像视觉功能。此外，部分 ipRPGC 的轴突投射到外侧膝状体和上丘，可能在调节成像视觉中发挥功能。研究表明，ipRPGC 还会影响人体褪黑激素的分泌，而褪黑激素水平不仅影响人们的睡眠质量，还与抑制癌细胞的生长有关。

四、功能

视网膜又称为外周脑。从起源来说，与大脑相同，视网膜与外界有直接联系。从组织学上来讲，视网膜包括 10 层细胞，它们构成了一个复杂的细胞网络，具有初步的信息处理功能。感受器细胞包括外段（形状有的呈杆状，有的呈锥状）和内段，中间为一个细的连接颈。外段充满由膜围成的扁囊状结构，膜上镶嵌数以百万计的视色素（visual pigment，VP），由视蛋白和视黄醛构成。视蛋白和视黄醛的差异在于视蛋白的不同。感受器细胞分为三类：视锥细胞、视杆细胞、视网膜特化感光神经节细胞。感受器细胞（感光细胞，photoreceptor cell）将光量子能量转换成电信号，具体来说就是光刺激变成感受器细胞的膜电位超极化（光致超极化效应），经化学突触将信号传到双极细胞，双极细胞将信号处理后经化学突触传递到节细胞。节细胞是唯一能将视网膜处理后的视觉信息编码为神经冲动传输到脑的细胞。感光细胞和双极细胞之间有一水平细胞层，从光感受器接收信息，并反馈输出到光感受器和双极细胞，形成复杂的突触联系网络层，即外网状层。网间细胞接受无足细胞的输入，逆行投射到外网状层的水平细胞形成突触，偶尔也与双极细胞形成突触，在内网状层与外网状层之间形成一条离心反馈通路。

五、生理原理

不同的感光细胞受刺激后会将其刺激形态传递到大脑，大脑的不同部分平行工作产生外部环境的概念。视锥细胞对亮光敏感，而且可以分辨颜色。视杆细胞可以感觉暗淡的光，其分辨率比较低，不能分辨颜色。缺乏不同颜色（红色、蓝色、绿色）的视锥细胞会导致不同的色盲。人和其他高等灵长目动物有 3 种视锥细胞，而其他哺乳动物缺乏感知红色的视锥细胞，因此它们分辨颜色的能力比较差。感光细胞感受到光后向双极细胞发送一个与光强度相应的信号。双极细胞将这个信号继续传送给视网膜节细胞。水平细胞和无长突细胞相互连接，将信号送到节细胞。视锥细胞和视杆细胞的感光效应虽然不同，但也相互影响。在有光照射感光细胞时，会影响细胞膜上的 cGMP 转导蛋白，使 cGMP 转变成 GMP。而失去 cGMP 作用的钠离子通道会关闭，造成去极化终止，接着钾离子通道开启，造成感光细胞过极化。感光细胞的外部含有感光色素，它与光的反应导致 cGMP 浓度变化和细胞膜对钠的渗透性降低。在强光下释放出来的神经递质浓度减弱，光强降低后其浓度增高。在强光下，感光色素完全失去作用。因此，人从强光环境进入暗环境时，眼睛需要适应约 30min 来达到其最高的灵敏度。视网膜神经节有两个交感域：一个是中心的圆形区域，这里的细胞在受光时发出给光反应；一个是周围的环形区域，这里的细胞受光时发出撤光反应。随交感域不同，视网膜节细胞有两种不同的反应。随着光的加强，第一个区域里细胞的发射频率提高，而第二个区域里细胞的发射频率降低。除此之外，不同的节细胞对不同的颜色和形态也产生不同的反应。在信号传送到脑的途径中，视网膜被分为两半，即鼻侧半视网膜和颞侧半视网膜。鼻侧半视网膜节细胞的轴突在脑的视交叉与另一只眼颞侧半视网膜节细胞的轴突结合后终止于外侧膝状体。虽然视网膜上有超过 1.3 亿个感光细胞，但是视神经只有约 120 万个轴突，因此大量前期处理在视网膜上就完成了。虽然黄斑只占整个视觉面的 0.01%，但是视神经里 10% 的信息由这里的轴突传递。黄斑的分辨率极限约为 104 点。估计整个视网膜的信息量在没有颜色时为 5×10^5bit/s，在有颜色时为 6×10^5bit/s。

第三章

糖尿病视网膜病变概述

一、糖尿病视网膜病变及流行病学

糖尿病视网膜病变（diabetic retinopathy，DR）是糖尿病的常见并发症，也是青壮年和老年人群失明的主要原因之一。几乎所有 1 型糖尿病患者和 60% 以上 2 型糖尿病患者在患病 20 年左右会发生一定程度的 DR。

DR 可根据视网膜血管病变表现以及有无新血管形成进行分类和分级。DR 可分为非增生型糖尿病视网膜病变（non proliferative diabetic retinopathy，NPDR）和增生型糖尿病视网膜病变（proliferative diabetic retinopathy，PDR）。

糖尿病黄斑水肿（diabetic macular edema，DME）是高血糖引起的黄斑部视网膜血管渗漏所致，也是糖尿病相关视力丧失的最常见原因。其主要表现为中央部位视觉模糊和视网膜增厚，可能伴随视网膜内渗出蛋白和脂质积聚（临床上称为硬性渗出物）。有研究证实，DR 在任何阶段都可能诱发 DME。光学相干断层扫描非接触、快速、无创，是评估 DME 的重要检测手段。DR 是中度至重度视觉障碍乃至失明的重要病因，约占全世界失明病例的 2.6%，PDR 和 DME 的全球患者人数分别为 1 700 万和 2 100 万。在全球范围内，糖尿病患者人数预计将从 2015 年的 4.15 亿上升到 2040 年的近 6.42 亿。因此，DR 的流行速度也将加快。预计到 2050 年，仅在美国就有 1 600 万成年人患 DR，340 万人患导致严重视觉障碍的 DR，给社会造成巨大经济负担。除经济成本外，DR 还对患者生活质量产生不利影响，严重损害患者的社会情感和身体健康。研究证实，严格管理高血糖和高血压是预防 DR 的最有效手段，可以显著降低视网膜病变发生及进展的风险。

二、增生型糖尿病视网膜病变

增生型糖尿病视网膜病变（PDR）是糖尿病患者视力丧失的常见和潜在的破坏性原因，其特点是增殖异常的新生视网膜血管以及视网膜和玻璃体易出血，这些特点通常与纤维组织形成密切相关。视网膜前纤维组织收缩对视网膜有牵引作用，可诱发视网膜脱离。视网膜在多种刺激下会过量产生血管内皮生长因子（vascular endothelial growth factor，VEGF），这种生长因子诱导新生血管形成并增加现有血管通透性，是导致 DR 的主要原因。视网膜激光光凝术已成为治疗 PDR 和严重 NPDR 的主要手段之一，在 12 个月内进行视网膜激光光凝术可将严重视力丧失的风险降低 50% 以上，并降低 50% DR 和玻璃体积血风险。但视网膜激光光凝术本身具有破坏性，存在一定不良反应，可导致周围视力受损、对比度敏感性和颜色知觉改变。最新研究提出，可使用抗 VEGF 药物治疗特定个体 PDR，如玻璃体切割术前的玻璃体积血、前段新生血管形成（DME 前提下），并且建议将使用抗 VEGF 治疗作为替代全视网膜激光光凝术治疗 PDR。最近一项随机临床试验表明，玻璃体腔注射雷珠单抗（一种抗 VEGF 药物），与视网膜激光光凝术两年后 PDR 患者的视力改善效果大致相同。玻璃体视网膜手术一般用于治疗晚期并发症，如玻璃体积血和视网膜脱离等。

（一）糖尿病视网膜病变危险因素

1. 葡萄糖的重要性　正常血糖水平是糖尿病患者管理中的"理想"水平，但制订血糖实际目标时必须进行个性化考量，首先要考虑 T1DM 患者发生低血糖的风险。老年患者不仅存在短期低血糖风险，还有药物相关风险以及日常生活风险。因此，必须严格控制血糖以提高治疗效果，减少病程进展风险。在糖尿病早期，实现"严格控制"长期自觉维持的好处已逐渐显露，最有力的研究依据是 T1DM 患者糖尿病控制和并发症试验（diabetes control and complication trial, DCCT）以及有关 T2DM 患者的英国前瞻性糖尿病研究（United Kingdom prospective diabetes study, UKPDS）。在 DCCT 中，1984—1989 年的 1 441 例 T1DM 患者被随机分为强化（胰岛素泵或 3 次 /d 以上胰岛素注射）治疗组或常规（1~2 次 /d 胰岛素注射）治疗组，该研究持续到 1993 年。研究发现，经积极治疗 T1DM，可以有效延缓糖尿病性视网膜病变、肾病变及神经病变的发生，即使既往血糖控制不良，积极的血糖控制也可对延缓上述合并症的出现有所帮助。DCCT 研究结束后，1 394 例参与 DCCT 的患者参加了另一项观察性随访研究，即糖尿病干预和并发症流行病学（epidemiology of diabetes interventions and complications, EDIC）研究。在 EDIC 研究中，每年对研究对象进行评估，主要目标是确定先前 DCCT 中采取的措施对心血管和微血管并发症发展的影响。在 EDIC 研究开展的前 10 年（1994—2004 年）中，尽管不同随机分组之间的糖化血红蛋白 A1c（hemoglobin A1c, HbA1c）呈均化，但视网膜病变的累积发病率存在持续差异，视网膜病变风险总体降低。EDIC 研究进行到第 18 年时，视网膜病变累积年发病率在随机化组之间差距减小，即总体表现为平行而不是发散趋势，之前接受强化治疗的受试者的视网膜病变程度仍然较低。2012 年，EDIC 研究的最新数据显示，相比常规治疗组，强化治疗组眼部手术风险显著降低，减少了约 50%，这两种治疗组群体间差异虽然仅在近几年才出现，但仍存在重要价值。

EDIC 研究期间，研究人员对视网膜病变和糖尿病的其他血管并发症（肾病、神经病变及心血管疾病等）进行观察，发现 DCCT 随机化阶段结束后进行持续性强化管理，可在早期糖尿病阶段达到较好的血糖控制，对后续治疗起到增益效果。但此现象机制尚不清楚，这将成为未来深入研究的方向。研究证实，早期血糖控制不佳可能导致机体持久损害。但刻意造成血糖控制不佳进行前瞻性研究，不符合医学伦理，因此不能开展。动物模型研究显示，糖尿病犬经历两年半血糖控制不佳，未出现明显视网膜病变，再历经两年半血糖控制良好（总计 5 年），则出现了严重视网膜病变，与整个阶段（5 年）血糖控制不佳糖尿病犬出现的视网膜病变严重程度相同。以上研究表明，视网膜表现正常不代表 DR

无进展，DR 阶段划分标准未来可能会重新制订。

因此，在 T1DM 或 T2DM 早期实行良好的血糖控制，可以减少糖尿病视网膜病变和其他血管并发症的发生和进展风险。

2. 脂类的重要性　高血糖是导致糖尿病视网膜病变的重要因素，被视为视网膜损伤的主要原因。但此结论并不完善，胰岛素水平改变不仅影响碳水化合物的代谢，而且干扰脂肪和蛋白质代谢。此外，高血糖还会造成许多间接影响，如通过增加氧化应激或者形成晚期糖基化或脂质氧化产物造成视网膜结构和功能损伤，因此与这些过程有关的其他因素，如抗氧化防御状态变化或氧化应激底物暴露也可能起关键作用。

血浆脂质和脂蛋白水平是目前可替代动脉内膜脂蛋白穿透性的指标，是动脉粥样硬化风险的标志物。血管壁中的脂蛋白不同于血浆中的脂蛋白，是动脉粥样硬化发生的主要驱动因素，因此内膜外渗低密度脂蛋白（low-density lipoprotein, LDL）的氧化可促进泡沫细胞和斑块的形成。高密度脂蛋白（high-density lipoprotein, HDL）促进胆固醇从组织向肝脏的反向转运。视网膜循环有内外血 - 视网膜屏障（blood retinal barrier, BRB），正常生理环境下 BRB 可以防止脂蛋白外渗。无高血糖时，高脂血症可以被机体调节并适应。患糖尿病时，血 - 视网膜屏障完整性受到损害，血浆脂蛋白渗入视网膜组织，造成葡萄糖水平升高和脂氧化应激，促进蛋白之间交联和脂蛋白包裹，这种包裹不可避免地导致氧化还原反应及糖基化修饰，引起脂蛋白细胞毒性。因此，在视网膜病变中，脂蛋白外渗到组织的现象和程度是亟须关注的问题。与动脉粥样硬化相比，血浆脂蛋白水平变化可能是次要的，与视网膜病变存在一般相关性，但也具有一定风险，一旦出现外渗，脂蛋白也会影响视网膜病变的发生和发展。

许多横向和纵向研究证实，血浆脂质和脂蛋白水平之间的关联通常较少，不足以确定个体视网膜病变的风险。在 DCCT 和 EDIC 中，T1DM 患者的横断面研究显示，视网膜病变与血清甘油三酯呈正相关，与 HDL 呈负相关。使用磁共振分析脂蛋白亚类，发现有体积小的、致动脉粥样硬化的、低密度脂蛋白和高密度脂蛋白亚类。早期一项糖尿病视网膜病变治疗相关研究，调查了 2 709 名 T2DM 患者，发现：基线 LDL 水平升高导致视网膜硬性渗出的可能性增加了 1 倍，糖尿病视网膜病变与胆固醇和甘油三酯水平呈正相关，视网膜硬性渗出物与低密度脂蛋白相关。在社区动脉粥样硬化风险研究中，视网膜硬性渗出物生成与低密度脂蛋白和脂蛋白有关，但视网膜病变的其他特征与血浆脂质水平无关。2019 年一项横断面研究评估了来自 13 个国家的 T2DM 患者，发现血浆脂质水平与视网膜病变有关。在 T1DM 和 T2DM 患者中，血脂与视网膜病变严重程度之间的横断面关联相对较弱，这种差异可能与研究人群有关，相关因素包括糖尿病类型、年龄、遗传史、药物史、糖尿病视网膜病变的定义、阶段的差异、所在实验室以及统计技术的差异。其中，不确定性最强的因素是视网膜病变在数十年中的缓慢演变，研究人员需要在这些较长的时间范围内评估协变量。

在视网膜病变中，脂蛋白外渗和修饰发生可能在疾病进展中起重要作用。研究表明，在糖尿病视网膜病变中有明显的 LDL 外渗，但在非糖尿病视网膜病变中不会发生这种情况，且 LDL 外渗的程度和视网膜内氧化 LDL 的数量与视网膜病变的严重程度成正相关。在临床前期出现脂蛋白视网膜外渗和修饰表明 LDL 与视网膜损伤的早期阶段有关。人类细胞培养研究表明，LDL 对视网膜毛细血管内皮细胞、周细胞、视网膜色素上皮（RPE）细胞和 Müller 胶质细胞具有细胞毒性，相关研究还揭示了信号通路、基因表达、自噬和凋亡的改变。有研究认为，氧化的 LDL- 循环免疫复合物与糖尿病视网膜病变相关。在培养的视网膜周细胞中，氧化的 LDL 循环免疫复合物比氧化的 LDL 更具毒性。DCCT 和 EDIC 队列的数十年随访结果显示，进一步支持免疫学机制的是循环水平的 LDL 免疫复合物可预测糖尿病视网膜病变的进展。

LDL 与 DR 相关，因此应思考降血脂药物能否有效减缓视网膜病变的进展。降脂药物可以改善脂蛋白水平。目前降脂药物分为他汀类和贝特类药物，在组织中也存在多形性效应，导致其对血浆水平的影响与组织生理特性易被混淆。他汀类药物的作用主要是降低循环内 LDL 水平，对于减少糖尿病患者的心血管并发症发病率有意义，但尚未被证明在视网膜病变中具有独立有益作用。贝特类药物的作用主要是降低甘油三酯。最近，甘油三酯降低剂对视网膜的潜在直接影响研究中引发了关注。在控制糖尿病患者心血管风险行动眼科亚组研究和非诺贝特干预和降低糖尿病终点事件两项重要的前瞻性随机对照试验显示，非诺贝特显著降低了视网膜病变进展可能性，其效果与血浆甘油三酯水平的降低无关。研究发现，非诺贝特是一种过氧化物酶体增殖物激活受体 -γ（peroxisome proliferator-activated receptor，PPAR-γ）激动剂。此外，非诺贝特的其他多效性作用已被确认，包括抗炎、抗氧化、抗凋亡和抗新生血管生成，这些因素与视网膜保护作用有关。

综上所述，脂蛋白在视网膜病变进展中起着重要的作用，但其血浆水平与视网膜病变严重程度的相关性相对较弱。了解脂蛋白的作用以及其外渗时造成视网膜损伤恶性循环的能力，可为开发新型有效治疗方法以阻止糖尿病视网膜病变进展提供方向。

3. **血压的重要性**　研究表明，高血压是 DR 的重要危险因素，严格控制血压对发生视网膜病变的患者具有有益作用。高血压是大血管疾病的重要危险因素，也是糖尿病视网膜微血管并发症的危险因素，高血压发作会加剧视网膜病变的发生和发展，因此早期口服降压药，如血管紧张素转换酶抑制剂（angiotensin converting enzyme inhibitor，ACEI）和血管紧张素 2 受体阻滞剂等，可以降低并发症发生率。

（二）视网膜病变的筛查

早期 DR 并不会显现明显的临床症状，进展到晚期时则临床表现明显。因此，早期 DR 筛查对于降低视网膜病变视力损害是必要的防治方法。目前筛查 DR 的方法包括眼底镜检查、眼底照相和眼底荧光造影。大多数国家的 DR 筛查程序中，视力测量不是必需的，而主要依据散瞳后获得的数字眼底照片来判断有无 DR，由专业眼科医师进行评阅分级，并且建议从确诊之日起对年龄在 12 岁或以上且患有糖尿病 5 年或以上的 T1DM 患者和 T2DM 患者进行年度 DR 筛查。已经有研究证明 DR 筛查具有长期效益。鉴于糖尿病在人群中的患病率正在上升，部分研究认为 DR 年度筛查并不适用于所有患者，已发表文献广泛支持将 T2DM 控制良好且无 DR 患者的筛查频率降低至每 2 年 1 次，并认为这不会增加视力丧失的风险。有研究提出一种更完善的方法，即根据连续 2 次年度筛查结果确定个人风险指数，在此基础上，将无视网膜病变患者的筛查间隔延长至 2 年相对安全。基于流行病学数据，使用数学算法估算的个性化筛查间隔时应考虑到性别、糖尿病类型和持续时间、HbA1c 或平均血糖水平、血压以及视网膜病变等相关因素。

要使 DR 筛查策略长期益处更为明显，须确保所有患病人群都能参与筛查计划，并在血糖得以良好控制时，仍继续执行以降低发病风险及长期预后不良和糖尿病并发症的发生率。

各级机构应向糖尿病患者提供有关疾病及其并发症的相关健康知识，也可采用下班后预约等措施减少早期筛查等待时间，以推动筛查普及率，减少视力损害概率。此外，应在筛查程序后，将确定出现视网膜病变的患者及时转诊至有相关诊治能力的医院眼科进一步检查。为实现筛查计划的最终目标，即预防视力丧失，需建立绿色通道以便可以进行及时治疗。

（三）糖尿病患者视网膜血管相关指标变化

1. **血管分析**　早期识别和分层评估糖尿病微血管并发症风险，作为个体预后指标，可为及时实施有效干预措施提供更多的机会。视网膜微血管特征变化可在微动脉瘤或出血等病理特征出现之前提供预测糖尿病视网膜病变预后的依据。视网膜脉管系统可提供独特的、非侵入性的通道，用来查看微血管的健康状况。随着视网膜图像数字分析技术的进步，视网膜血管口径、曲折度、分形维数和分叉角相关特征可通过可靠的方式准确而系统地进行测量。

视网膜血管特性作为糖尿病视网膜病变的指标已得到充分确定，视网膜静脉口径的变化可用来预测视力丧失。糖尿病视网膜病变分类系统中，视网膜静脉扩张是早期预测预后的指标，但较难得到精确的测量结果，因此临床选择更多定性指标，如以视网膜静脉串珠样表现作为静脉扩张的标志。现已证明，从数字视网膜图像测量这种视网膜特征是精确的，具有良好的族群间和族群内可靠性。

针对 T1DM 和 T2DM 患者视网膜血管口径与糖尿病视网膜病变相关性的研究显示，两种类型视网膜病变视网膜静脉口径均扩大。此外，有两项前瞻性研究发现视网膜小动脉直径狭窄与 DR 有关，但其他研究则报道视网膜小动脉直径与糖尿病微血管并发症之间无相关性。

2. **视网膜血管中的氧饱和度**　依赖氧合血红蛋白和脱氧血红蛋白不同吸光度的非侵入性成像技术可以用来测量视网膜血管中的氧气水平。一项横断面研究使用这项技术确定糖尿病患者视网膜血管中的氧气含量，结果显示，与对照组相比，糖尿病患者视网膜微静脉中的氧气饱和度更高。此外，DR 的严重程度随着视网膜小静脉中氧饱和度的增加而增加。糖尿病患者视网膜静脉氧气饱和度升高可能是由于血流在直捷通路开始分流，毛细血管床丧失，相应的局部视网膜组织缺血、缺氧，从而导致静脉中血氧饱和度升高。目前仍需要进行前瞻性纵向研究以确定视网膜血管中氧饱和度的变化、其对 DR 发生和发展的影响以及其在疾病发病机制中的作用。

3. **视网膜的广角成像**　新开发的广角成像系统能够比以前可获得的技术更高效地实现中心和周围视网膜的可视化呈现。这种超广角视网膜成像使用扫描激光技术结合椭球面镜，可实现高达 200°、面积约为 82% 的视网膜可视化，为 DR 提供重要的预后预测依据。广角成像可以识别常规早期 DR，疾病检出率显著高于小瞳眼底检查。数字成像可广泛用于 DR 筛查。此外，使用广角荧光素血管造影可发现周围性视网膜缺血与糖尿病黄斑水肿之间的关系，具有潜在的指导治疗的意义。该技术在评估 DR 的时效性方面作用更加明显，从而帮助医师在更早期制订治疗方案。

4. **视网膜病变组织特异性生物标志物** 生物标志物通常指能被客观测量和评估，反映正常生物学过程或对治疗干预反应的指标，可用于很多疾病的早期诊断或预测（如糖尿病视网膜病变）以及现有疾病和治疗方法风险的监测，还可用于探讨药物作用机制和新疗法建议。

包括 DR 在内的许多发展缓慢的疾病都拥有生物标志物，必须在独立人群中确认其效用。许多组织和细胞水平的微环境及易获得的体液（如血液和尿液）可能无法反映疾病部位（视网膜）的状况。例如，DR 患者的血液中 VEGF、色素上皮衍生因子（pigment epithelium-derived factor，PEDF）的水平通常较低，但在某些情况下也会增加（可能是一种补偿机制）。现已证明，肿瘤坏死因子 -α（tumor necrosis factor-α，TNF-α）水平会随DR（尤其是 PDR）和肾病的严重程度增加而增加。

细胞因子、生长因子和激素已被广泛使用，如脂联素可作为调节脂肪和糖代谢的脂肪细胞衍生激素。研究表明，重度视网膜病变患者的脂联素水平显著高于轻度或无视网膜病变患者。一组（不是单个）生物标志物在临床研究和临床实践中被证明是有用的。随着越来越多的生物标志物被发现，很可能出现一系列视网膜病变风险测试方法。在发生 DME和 PDR 者眼部积液中鉴定出 VEGF 有力地说明生物标记物在了解糖尿病视网膜病变发病机制和开发治疗药物方面的价值。

5. **表观遗传学和微 RNA（microRNA，miRNA）分析与 DR** 发生糖尿病性微血管并发症的潜在机制与遗传关联，糖尿病视网膜病变的遗传度为 0.25～0.50。遗传学研究为明确有遗传特征的糖尿病微血管病变患者提供了新的治疗方法。对 T1DM 患者进行全基因组关联分析（genome-wide association study，GWAS），结果显示了一些潜在的遗传风险，包括血管紧张素转换酶（angiotensin converting enzyme，ACE）、Wnt、TNF-α、胶原 α-1（Ⅳ）链 [collagen α-1（Ⅳ）chain，COL4A1]、缺氧诱导因子 -1α（hypoxia-inducible factor-1alpha，HIF-1α）、超氧化物歧化酶 2（superoxide dismutase 2，SOD2）、载脂蛋白 E（apolipoprotein E，APOE）和吸附素以及含 SH3 结构域 1（sorbin and SH3 domain containing 1，SORBS1）等细胞因子。在遗传关联方面，从 GWAS 到全基因组测序（whole genome sequencing，WGS）/ 全外显子组测序（whole exome sequencing，WES），DR 领域有许多值得研究的内容。研究人员通过 DR 全基因组关联分析确定了与基因间区长 [链] 非编码 RNA（long intergenic noncoding RNA，LincRNA）序列与 DR 的关联。LincRNA是与 *CEP162* 基因相邻的非蛋白质编码转录物（长度 >200 个核苷酸），称为 RP1-90L14 的序列，目前已显示出对 DR 的敏感性。还有人对其他 LincRNA 与 DR 的关联进行了研究，如人类肺腺癌转移相关转录本 1（metastasis associated lung adenocarcinoma transcript 1，MALAT1）和心肌梗死相关转录物（myocardial infarction-associated transcript，MIAT）均存在潜在遗传风险。候选基因和全基因组关联分析也发现 MALAT1、MIAT 均与 T1DM 和 T2DM 特定视网膜病变表型具有遗传联系，鉴于两种糖尿病类型不同，还需要根据其独特的遗传结构分别进行评估。

环境因素与导致表观遗传学改变的遗传易感性之间的相互作用可能为糖尿病并发症提供密切的风险关联证据，尤其是与代谢记忆现象有关。组蛋白可以发生各种表观遗传修饰，如乙酰化、磷酸化或泛素化。在年龄增长、营养过剩等糖尿病环境因素下，赖氨酸残基处通过组蛋白甲基转移酶（histone methyltransferase，HMT）进行甲基化。各种启动子区域的组蛋白甲基化可显著改变特定启动子的转录调控，并导致基因表达受到抑制，从而影响正常细胞功能。

在高糖暴露下，视网膜内皮细胞受组蛋白甲基化修饰，影响特异性蛋白 1（specificity protein 1，Sp1）在 Kelch 样环氧氯丙烷相关蛋白 1（Kelch-like epichlorohydrin-associated protein 1，Keap1）启动子上的转录活性、Nrf2 的正常转录活性以及对抗氧化基因表达的相关保护。因此，DR 发生机制中代谢记忆现象和表观遗传学的作用不言而喻。血管内皮细胞在长期高血糖作用下对表观遗传变化敏感性较强，暴露于高浓度葡萄糖仅 16h 就会留下表观遗传修饰标记，在葡萄糖水平恢复正常 6d 后仍很明显。值得注意的是，表观遗传修饰导致核因子 κB（nuclear factor kappa-B，NF-κB）在 p65 启动子处持续活化并引起氧化应激反应，相对短期的高血糖暴露会导致有害的染色质重塑和表观遗传学改变，而发生糖尿病并发症，特别是视网膜病变。随着研究的继续，人们对表观遗传学在 DR 中作用的认识将更加深入，可以为研究新型治疗方法提供参考，如在部分视网膜细胞类型中使用可调节组蛋白脱乙酰基酶和甲基化酶的药物。

关于基因表达的调节，microRNA 在糖尿病视网膜病变中的作用逐渐受到重视。microRNA 是非编码小 RNA，可通过降解或翻译抑制关键信使 RNA 调节基因表达转录后的控制，可在游离血清、与蛋白质或膜结合的颗粒内、玻璃体和水溶液中检测到。microRNA 在糖尿病视网膜病变中发挥重要作用，主要调节重要病理过程，如新生血管生成、血流灌注减少、神经细胞功能障碍、组织特异性炎症和葡萄糖代谢失衡等。血清中的 miR-21、miR-181c 和 miR-1179 很可能被用作早期糖尿病视网膜病变的生物标志物。目前，microRNA 仍是一个不断发展的研究领域，并且在糖尿病视网膜病变领域具有巨大的临床潜力，既可以作为调节细胞功能障碍应答的药物靶标，也可以作为诊断性生物标志物。

三、糖尿病黄斑水肿

糖尿病黄斑水肿（DME）是糖尿病患者视力丧失的主要原因，病理特点为血 - 视网膜屏障破坏以及外渗蛋白质和脂质在视网膜黄斑积累。目前治疗 DME 的方法包括玻璃体腔注射抗 VEGF 药物、激光光凝术和玻璃体腔注射皮质类固醇等。激光光凝术是首个 DME 治疗方法，可以采用集中光凝或网格模式光凝。但临床观察发现，对黄斑病变进行激光光凝术治疗后，视力损害并未得到改善，可见激光光凝术的主要目的是延缓视力损害。抗 VEGF 药物的应用让 DME 的治疗取得了重大进展。最近，对抗 VEGF 治疗的研究发现了治疗 DME 的高效治疗方法。与激光光凝术相比，抗 VEGF 治疗能快速、有效地改善患者视力，预防失明。皮质类固醇治疗主要通过抑制炎症和降低毛细血管通透性，特别是在持续性或难治性病例当中效果更佳。最新临床试验表明，虽然玻璃体内注射皮质类固醇（如地塞米松或氟康龙醋酸内酯）可明显改善 DME 患者的视力损害，但也存在诸多隐患，如在部分人群中皮质类固醇可提高眼压，甚至导致患青光眼，以及引起类固醇诱导性白内障，因此已经接受白内障手术的糖尿病患者，不适合注射皮质类固醇。

第四章
糖尿病视网膜病变形态学

一、糖尿病视网膜微血管病变

（一）糖尿病视网膜病变的血流变化

通常，糖尿病视网膜的早期功能缺陷是指影响神经代谢需求而改变血流速率和正常自动调节能力的功能损失。视网膜内的脉管系统缺乏自主神经，流经内部视网膜的血流紧密调节取决于细胞间的信号转导机制。20世纪30年代，有报道称糖尿病患者出现视网膜血流异常，并且随着评估血管功能技术的改善，其他迹象表明糖尿病视网膜病变（DR）发生期间血管直径也发生了变化。在20世纪70年代，进一步的研究揭示了糖尿病视网膜脉管系统的血流动力学变化，并推断视网膜血管血流动力学变化与糖尿病视网膜病理学机制有关，可以作为DR早期进展指标的评价基础。最近的研究表明，血流动力学异常主要发生在明显的视网膜病变发生之前。例如，在DR表现明显之前，糖耐量受损和糖尿病患者球后循环多普勒流速波形形态就已显示出显著的小动脉血管收缩和明显差异，证明与视网膜总血流减少有关。

在糖尿病相对早期阶段，由于视网膜对新陈代谢的需求很高，神经灌注血流量的减少也会对视网膜内氧气和营养需求产生影响，视网膜血管也会随着糖尿病进展而出现病理改变（图4-1～图4-6），在视网膜病变后期，小动脉扩张导致血流增强，可能会加速病变进展为DME和PDR。

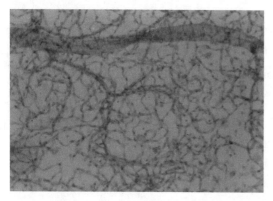

图4-1 正常大鼠视网膜过碘酸希夫（periodic acid-Schiff，PAS）染色（检测视网膜血管病变，×100）
视网膜血管走行规则，分布均匀。

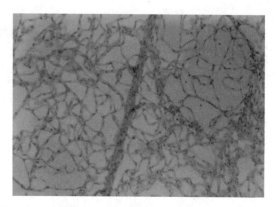

图4-2 糖尿病大鼠视网膜PAS染色（检测视网膜血管病变，×100）
视网膜血管走行不规则，可见无灌注区。

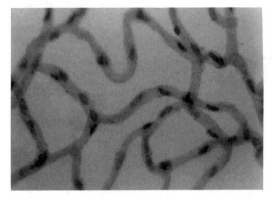

图 4-3　正常大鼠视网膜 PAS 染色（检测视网膜血管病变，×400）

视网膜血管走行规则，周细胞、内皮细胞分布均匀。

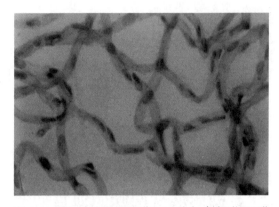

图 4-4　糖尿病大鼠视网膜 PAS 染色（检测视网膜血管病变，×400）

视网膜血管走行扭曲。

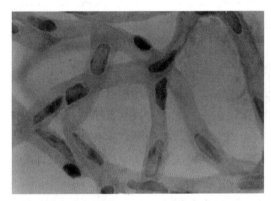

图 4-5　正常大鼠视网膜 PAS 染色（检测视网膜血管病变，×1 000）

视网膜血管管径均匀，走行规则；周细胞染色深，呈椭圆形；内皮细胞染色浅，呈长梭形。

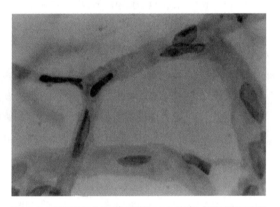

图 4-6　糖尿病大鼠视网膜 PAS 染色（检测视网膜血管病变，×1 000）

视网膜血管管径粗细不均匀，周细胞数量少，内皮细胞核浓缩。

　　糖尿病视网膜病变期间微动脉和毛细血管血流失调的确切调节机制尚不清楚，在糖尿病患者和糖尿病实验动物模型中观察到的早期血流减少可能与高血糖诱导的视网膜小动脉平滑肌细胞和毛细血管周细胞上蛋白激酶 C（protein kinase C，PKC）激活和 K^+ 通道功能障碍有关。随着糖尿病视网膜病变发展，压力和代谢自动调节机制渐进性丧失、视网膜血管运动的障碍以及从缺氧的视网膜中释放的扩张因子如乳酸、腺苷和血管内皮生长因子（VEGF）可能是视网膜高灌注的原因。探讨糖尿病期间血管破坏的原因将是进一步研究并阐明视网膜血流自动调节的基本机制中必不可少的环节。

　　当糖尿病视网膜出现血流异常时，须仔细观察大小视网膜血管中的神经元、胶质细胞和微血管的复杂相互作用。目前，视网膜中神经血管耦合的复杂机制逐渐清晰，神经血管耦合是指视网膜中的血液流动与视网膜神经元的代谢需求相匹配的过程，至少需要两个细胞间信号传递步骤：第一个步骤，将神经元活动与胶质细胞刺激相耦合，即神经胶质细胞耦合；第二个步骤，将胶质细胞活动与血管平滑肌松弛和血管扩张联系起来，即胶质血管耦合。在视网膜出现明显病变之前，糖尿病患者已经出现神经血管耦合过程异常，且耦合过程损害程度与视网膜病变严重程度正相关。因此，神经血管耦联异常可能不仅在介导糖尿病期间视网膜血流变化中，并在视网膜缺氧和视网膜病变的发生发展中也发挥重要作用。在糖尿病动物模型中，视网膜中神经血管耦合的损害被归因于一氧化氮（NO）信号通路的改变，这种损害可以通过抑制诱生型一氧化氮合酶（inducible nitric oxide synthase，iNOS）水平来恢复。舒张血管的前列腺素（即环氧合酶代谢物）在低 NO 浓度下是活跃的，而收缩血管的前列腺素（即 20- 羟基二十碳四烯酸）在较高 NO 浓度下占优势，大多数分子都是根据局部氧气浓度来引起血流量的增加或减少，但是这种转换发生机制尚不明确。

（二）糖尿病患者的血 - 视网膜屏障功能障碍

蛋白质和许多其他大分子从血液进入视网膜是由视网膜内微血管形成的内血 - 视网膜屏障（internal blood retinal barrier，IBRB）和由视网膜色素上皮（RPE）细胞形成的外血 - 视网膜屏障（outer blood retinal barrier，OBRB）控制的。血 - 视网膜屏障（BRB）是由相邻细胞之间的紧密连接而成，它有效地保持细胞旁血管通透性和细胞间物质运输。涉及的紧密连接蛋白，如 occludin、claudins 和 ZO-1 等跨膜蛋白，参与 BRB 的形成。糖尿病视网膜病变中的血 - 视网膜屏障位置首先由 Cunha-Vaz 在 20 世纪 70 年代中期使用玻璃体荧光测定法探测到，近年来 BRB 的检测成为评价糖尿病视网膜病变进展的重要临床数据。在糖尿病视网膜病变中，IBRB 受损会导致大分子从视网膜内血管系统渗漏到周围视网膜的间质间隙，与临床上荧光素血管造影表现相互印证，眼底脂质渗出也是视网膜病变进展的主要表现。磁共振成像（magnetic resonance imaging，MRI）显示，临床上明显糖尿病视网膜病变发生之前，视网膜已经出现较高血管通透性，持续性 BRB 功能障碍也会导致 DME 伴或不伴囊样变性改变、光感受器萎缩和不可逆转的中心视力丧失。这种血管通透性改变是由低氧相关生长因子或细胞因子的表达改变所致，特别是糖尿病患者眼内积液中 VEGF 表达升高也可驱动。

（三）视网膜血管中的基底膜增厚

糖尿病患者和动物模型视网膜血管系统的早期组织学改变是毛细血管基底膜（basement membrane，BM）增厚。基底膜增厚被认为是Ⅳ型胶原、纤维连接蛋白和层粘连蛋白等血管 BM 成分合成增加以及分解代谢酶降解减少的结果。BM 增厚是糖尿病视网膜病变的标志性病变，在微血管病变的发展中是否会为首要病变暂不确定，且 BM 增厚可能是一种表观现象，但这种细胞外基质（包括蛋白质和蛋白多糖组成、电荷选择性和共价交联）的根本性改变对神经血管细胞具有重大影响。例如，BM 修饰可能导致内皮细胞和周细胞通信受损、毛细血管自动调节缺陷或细胞与组成 BM 蛋白不适当的相互作用。晚期糖基化终末产物（advanced glycation end product，AGE）在糖尿病中逐渐积累，这些产物导致蛋白质降解以及血管弹性丧失，从而影响血管细胞的存活率。糖尿病期间抑制 AGE 的形成可以防止糖尿病大鼠 BM 增厚发生。

（四）糖尿病视网膜周细胞凋亡

自从对视网膜研究以来，周细胞丢失一直被认为是早期糖尿病视网膜病变的标志，主要表现为周细胞被 BM 所包裹。

基于糖尿病大鼠的研究表明，周细胞丢失首次出现在患糖尿病 2 个月后（图 4-7），远早于无细胞毛细血管的发展，而脱细胞毛细血管通常发生在病程 6 个月后。周细胞的丢失可能会削弱 IBRB，并导致毛细血管不稳定和血管渗漏。用氨基胍治疗糖尿病大鼠可以减少无细胞毛细血管的形成，但不能防止周细胞丢失，而用尼古丁治疗可以防止糖尿病大鼠周细胞丢失，但对防止糖尿病大鼠

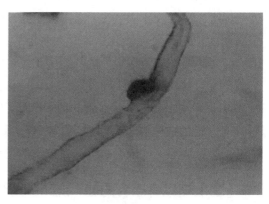

图 4-7　糖尿病大鼠视网膜 TUNEL 染色（检测细胞凋亡，×1 000）

TUNEL 染色阳性的周细胞，染色深，突出于管壁。

血管退化没有明显效果。AGE 受体（receptor of advanced glycation end products，RAGE）缺失可以防止糖尿病视网膜无细胞毛细血管的形成，但周细胞丢失与 AGE 受体缺失无关。此外，在 2 型糖尿病患者捐赠的眼球中，在无细胞毛细血管区域可检测到周细胞，表明 DR 期间周细胞丢失和无细胞毛细血管形成可能是两个独立的事件。

糖尿病视网膜病变早期周细胞丢失的潜在机制未知。许多常见的病理生理途径包括 AGE 的形成（涉及 RAGE 的激活）、炎症、蛋白激酶 C（PKC）的激活、活性氧（reactive oxygen species，ROS）的产生以及促血管生成素 -2（angiopoietin-2，Ang2）相关途径的异常信号转导在糖尿病相关的视网膜周细胞丢失中起重要作用。例如，目前已经发现 AGE 在糖尿病视网膜的周细胞中积累，糖基化抑制剂 LR-90 可防止糖尿病大鼠周细胞的丢失。在体外，AGE 通过 p38 和 c-Jun 氨基端蛋白激酶（c-Jun N-terminal protein kinase，JNK）、促分裂原活化蛋白（mitogen activated protein，MAP）激酶途径诱导周细胞凋亡，并阻断 AGE 受体（RAGE）减少周细胞中 AGE 诱导的 ROS 生成。糖尿病周细胞丢失可能是由于免疫反应失控所致，视网膜自身抗体可以通过激活补体系统诱导周细胞丢失。其他导致周细胞丢失的因素可能与脂质异常有关。例如，氧化型低密度脂蛋白免疫复合物是一种诱导周细胞凋亡强有力的炎症性损伤。脂代谢的重要调节剂过氧化物酶体增殖物激活受体 -α（peroxisome proliferation-activated receptor alpha，PPAR-α）对糖尿病小鼠视网膜周细胞脱落也具有调节作用。

高血糖不仅导致 AGE 的积累和 AGE 受体（RAGE）的激活，还可以激活其他生化途径，如氨基己糖途径。视网膜中的 Müller 细胞或肾脏中的内皮细胞可以吸附氨基己糖途径的酶（如 OGlcNAc- 转移酶）。在糖尿病视网膜中，已经发现在周细胞丢失之前 Ang-2 已出现上调，糖尿病条件下的周细胞功能丧失表明 Ang-2 在周细胞丢失中的关键作用。血管紧张素 Ⅱ 通过 α1β3 整合素信号通路诱导高糖条件下周细胞死亡。

过量 ROS 激活 NF-κB 被认为是高血糖诱导视网膜细胞凋亡的关键介质。高血糖还可

激活 PKC-δ 和 P38α 映射激酶，并增加周细胞中 Src Homology-2 结构域 - 含磷脂酶 -1 的表达，而不依赖于 NF-κB 的激活，该信号级联导致血小板衍生生长因子受体 β（platelet derived growth factor receptor-β，PDGFR-β）去磷酸化并导致周细胞丢失。除此之外，由 Ang-2 介导的周细胞迁移也可解释糖尿病视网膜中周细胞丢失的程度。

（五）糖尿病视网膜毛细血管内皮细胞死亡

DR 中毛细血管病变主要涉及血管内皮细胞，该并发症通常被认为是内皮病变。当内皮细胞死亡时（图 4-8 ~ 图 4-10），视网膜毛细血管逐渐无细胞化，这种血管变性是糖尿病视网膜病变期间进行性缺血的关键环节，在长期糖尿病动物模型和死后标本中普遍发现视网膜血管退化。在胰蛋白酶消化制剂中，这些脱细胞毛细血管看起来像裸露的骨髓管，内皮细胞已经消失。已有许多研究对糖尿病环境成分（高糖、脂质、修饰蛋白、生长因子等）进行评估，发现高糖环境下，血浆蛋白和细胞内分子发生非酶糖基化反应形成 AGE，AGE 导致血管内皮细胞活力下降。

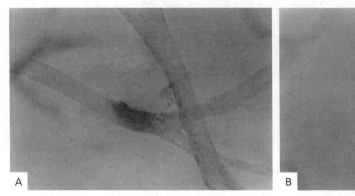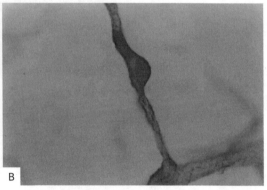

图 4-8　糖尿病大鼠视网膜 TUNEL 染色（检测细胞凋亡）（×1 000）

A. TUNEL 染色阳性的内皮细胞，位于管壁周，核周浓染，核中央浅；B. 闭塞的毛细血管，其中细胞发生凋亡。

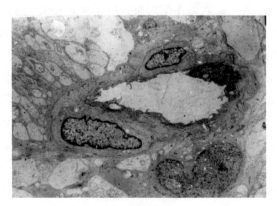

图 4-9　正常大鼠视网膜电镜图（×10 000）

毛细血管管腔规则，有完整周细胞、内皮细胞，基底膜结构清楚。

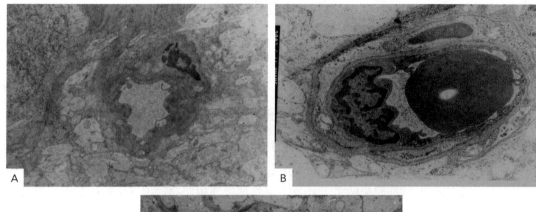

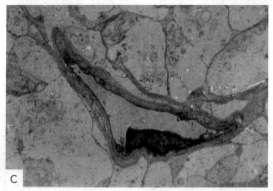

图 4-10　糖尿病大鼠视网膜电镜图（×10 000）

A. 内皮细胞水肿，微绒毛形成，周细胞染色质浓缩、边集；B. 内皮细胞水肿，指状突起，细胞质减少，染色质边集。周细胞细胞器减少，线粒体空泡化。基底膜节段增厚；C. 视网膜毛细血管闭塞，内皮细胞染色质浓缩于核膜下，细胞质减少。

　　糖尿病视网膜病变患者的荧光素血管造影和胰蛋白酶消化制剂之间的关联表明毛细血管无细胞区域在血管造影上与非灌注微血管相对应，通常位于微动脉瘤较多区域的下游。视网膜血流异常时，微动脉瘤可能在眼底表现为暗红色或白色斑点。临床上，部分微动脉瘤硬化且无血流灌注，而另一些则可在荧光血管造影中观察到完全或部分灌注。糖尿病啮齿动物中不会出现微动脉瘤，因此相关组织学研究有限，目前已发现高血压、内皮细胞增殖、血栓形成和周细胞死亡是微动脉瘤形成的主要原因或促成因素。在人眼的视网膜胰蛋白酶消化标本上，微动脉瘤主要发生在裸露小动脉上游的循环小动脉侧，并伴有大面积的毛细血管无细胞。部分早期微动脉瘤显示含有大量的单核细胞和多形核细胞，这强调了糖尿病的促炎状态和白细胞介导的毛细血管闭塞在糖尿病视网膜病变中的作用。

　　毛细血管闭塞的增加可能与神经视网膜中的棉绒点以及视网膜微血管异常（intraretinal microvascular abnormalities，IRMA）的发生有关。IRMA 以毛细血管床内的大口径多细胞通道的胰蛋白酶消化为主要标志。糖尿病视网膜中关于 IRMA 性质的研究很少，但可以观察到这些异常的微血管含有大量的内皮样细胞，并与靠近循环动脉侧的无细胞毛细血管一起出现。IRMA 显示大口径血管穿过缺血视网膜，毛细血管前小动脉和毛细血管后小静脉之间有直接联系，可能代表血管出现分流并试图使缺氧神经重新血管化。

（六）糖尿病对色素上皮细胞和脉络膜的影响

1. 糖尿病对色素上皮细胞的影响 糖尿病对几乎所有的视网膜细胞都有影响，但色素上皮（RPE）细胞在糖尿病中的功能研究相对较少。现有临床和实验证据表明糖尿病视网膜病变中 RPE 功能紊乱、脉络膜毛细血管渗漏以及液体清除受损，会进一步导致视网膜水肿。IBRB 破坏是 DME 的主要原因，外界膜（external limiting membrane，ELM）和 RPE 的破坏导致 OBRB 损害显著促进了 DME 的发病。就色素上皮细胞而言，具有发育良好的连接复合体在视网膜内是一个重要的屏障。

RPE 的大多数实验研究都是在体外进行的，细胞暴露在高糖环境中会出现明显功能障碍，包括屏障功能异常、早期凋亡和生长因子 / 细胞因子的异常表达和 / 或受体信号转导异常等。研究发现，患 T2DM 的 Goto-Kakizaki（GK）大鼠视网膜 OBRB 损伤并伴随光感受器损伤。在 GK 大鼠中，这种 OBRB 损伤与 RPE 中孔状通道的出现有关，使糖尿病患者视网膜和脉络膜之间的炎性细胞交通增加。在其他糖尿病动物模型中，部分 RPE 已被证明出现亚硝化应激。在动物模型中视网膜电图的组成部分，特别是猫视网膜中的负极性快速振荡，表明基础 RPE 膜的 K^+ 和 Cl^- 依赖的超极化恢复，这可能是一种有价值的无创性的测量 RPE 和相互关联的光感受器功能的方法。目前，视网膜电图已被用于研究高血糖对 T1DM 和 T2DM 小鼠视网膜色素上皮功能的影响，细胞功能障碍表现在 T1DM 和 T2DM 的早期，不仅与高血糖有关，也可能涉及多元醇代谢的各个方面。

2. 糖尿病对脉络膜的影响 视网膜外部由脉络膜毛细血管的高流量供应，目前已经有许多研究将脉络膜变薄与糖尿病联系起来。糖尿病脉络膜病变已经在与 HbA1c 水平相关的患者中得到证实，在糖尿病动物模型中也出现类似表现。在糖尿病患者中，脉络膜毛细血管出现 BM 增厚、脉络膜毛细血管狭窄和脱落、大动脉瘤和脉络膜内微血管异常以及脉络膜新血管形成。与视网膜病变相似，血管炎症在糖尿病脉络膜病变中也很重要，导致脉络膜毛细血管内皮细胞损伤、丢失和血管闭塞。

由于观察脉络膜和脉络膜各层存在技术限制，活体眼球病理描述尚不完善。部分使用吲哚菁绿血管造影（indocyanine green angiography，ICGA）的研究已经描述了所发现的弱荧光和强荧光斑点，它们可能与组织病理学研究中描述的脉络膜低灌注和大动脉瘤、脉络膜内微血管异常和脉络膜新生血管相关。随着增强深度成像（enhanced depth imaging，EDI）的出现，研究人员已经开展了几项评估脉络膜厚度及其因糖尿病引起的变化的研究。糖尿病视网膜中，中央脉络膜厚度降低可能与脉络膜变性有关。然而，一项横断面回顾性研究发现，从无糖尿病视网膜病变到增生型糖尿病视网膜病变，脉络膜厚度随着疾病严重程度而增加。在前瞻性的纵向研究中，脉络膜厚度的增加可能与纤维化和脉络膜新生血管的发展有关。在这方面，最新发展的技术（如广角吲哚菁绿血管造影和广角眼底自体荧光）与前瞻性的纵向研究，可能会为进一步了解脉络膜和 RPE 的变化及其在疾病发生发展中的意义提供更有价值的见解。

基底层沉积（base layer deposition，BLD）已经在糖尿病视网膜病变中被提及，该病变与脉络膜毛细血管退行性变区域有关。BLD 的来源尚不清楚，很可能是由于脉络膜对 RPE 产生的废物清除不足所致。BLD 可能会进一步减少已经受损的脉络膜对 RPE 的氧气供应。综上所述，RPE 中高血糖的直接影响以及氧气供应减少，对视网膜各层细胞均产生不利影响。

糖尿病脉络膜病变的发病机制需要更多的研究，毛细血管床的灌注减弱可能会破坏外层视网膜的完整性并对功能引起显著的病理改变。

（七）糖尿病视网膜缺血

糖尿病视网膜上存在神经血管单元的进行性功能障碍，且由此导致的灌注不足对正常视网膜功能具有严重影响。随着糖尿病视网膜缺血程度的增加，在眼底可观察到微小梗死，如棉花状斑点等。神经细胞功能障碍的指标常与无细胞毛细血管同时出现，且与 IRMA 相邻，引起缺氧的视网膜会重新血管化或形成继发于毛细血管压差的分流样通道。根据其在视网膜微循环动脉侧的主要位置，IRMA（或微动脉瘤）可能导致新生血管形成，新生血管大多起源于靠近缺血区的小静脉。

视网膜神经元和胶质细胞的缺氧与 DME 和 PDR 有关，但视网膜通常在短暂缺氧期间能够接近正常功能。与大多数中枢神经系统组织相比，视网膜能够耐受较为明显的缺血，其原因可能与短期内在低血氧分压（blood partial pressure of oxygen，PO_2）条件下依赖糖酵解代谢的能力有关。尽管视网膜对低氧有一定适应能力，但缺氧的胶质细胞和神经元产生活性氧，兴奋性毒性有关的细胞外递质如谷氨酸和 γ- 氨基丁酸（γ-aminobutyric acid，GABA）的释放增加，上述变化在糖尿病视网膜中明显存在。

病程超过 6 年的糖尿病猫的视网膜毛细血管进行性损伤可以引起超过正常波动的明显缺氧。使用视网膜内微电极检测发现，与非糖尿病对照组相比，糖尿病猫视网膜中没有明显灌注缺陷的区域也会出现 PO_2 显著降低，如有微动脉瘤、白细胞淤积和变性毛细血管的视网膜区域表现出明显的缺氧。研究表明，即使在相对较短的糖尿病病程中，视网膜内 PO_2 也较低。在临床上无明显视网膜病变的糖尿病患者中，吸氧可以逆转对比敏感度和色觉的丧失，这表明在视网膜病变进展的早期就出现了一定程度的血管供血不足和轻微的缺氧。

视网膜缺氧的主要后果之一是低氧调节的细胞因子和生长因子的表达，其中许多因子与 DME 和 PDR 直接相关。VEGF 是缺氧性糖尿病视网膜中研究最广泛的生长因子。缺血的视网膜神经元和胶质细胞中存在缺氧诱导因子 -1α（HIF-1α）的稳定化和核移位，HIF-1α 是缺氧诱导转录因子家族中的一员，缺氧诱导转录因子还包括 HIF-2α 和 HIF-3α，均可与诱导靶基因的缺氧反应元件结合，从而增加促红细胞生成素（erythropoietin，erythrogenin，EPO）、血管内皮生长因子和葡萄糖转运蛋白等蛋白的表达。缺血会介导较为严重的视网膜血管生成，新生血管反应通常会导致新生血管异常生长而突破视网膜内限膜，在视网膜表面或远程位置（如虹膜和小梁网）增殖。同样，VEGF 也可以导致 IBRB/

OBRB 损伤，通过使用抗 VEGF 治疗、激光光凝术或皮质类固醇可以有效减少这种破坏，而未经及时治疗会出现视网膜水肿、视网膜前新生血管和乳头新生血管形成、视网膜内纤维胶质细胞增生以及外部视网膜的退行性变化，可能导致严重的视力损害。目前尚不清楚部分患者进展为 DME 或 PDR，或两者兼而有之的原因，因此需要更多深入研究来确定糖尿病视网膜病变患者的表型特征，以便更多患者得到治疗。

（八）新生血管生成

血管生成是一个受促血管生成（如血管内皮生长因子）和抗血管生成 [如色素上皮细胞衍生因子（pigment epithelium-derived factor，PEDF）] 内源性因子调控的极端调控过程。不仅需要内皮细胞的迁移和增殖，还需要血管的成熟和重塑，从而导致细胞外基质的降解。这一过程在胚胎发育和受损组织修复过程中非常重要，是血管生长的关键机制。在正常情况下，血管生成因子和抗血管生成因子的功能和表达水平是平衡的，细胞处于静止状态，而不会出现明显的增殖。然而，在这个过程中，促血管生成的失衡会导致新生血管的异常生长，也就是 DR 中视网膜新生血管发生，在这种情况下，新生血管干扰了正常的光传输调节功能。大量的临床和实验研究已经证实缺血是视网膜新生血管的主要原因之一，在眼部血管生成过程中，血管变得脆弱并出现渗漏，随之液体和蛋白质渗出物在眼眶中积累导致角膜混浊增加，最终导致失明。

众所周知，VEGF 是高血糖环境下表达的主要细胞因子之一，受组织缺氧、促炎介质和生长因子上调的影响。在 DR 中，进行性低灌注导致视网膜缺血，可能诱导与缺氧相关的细胞因子和生长因子的上调（如血管内皮生长因子）等，随后引起血管通透性糖尿病黄斑水肿（DME）改变和 / 或病理性血管生成。

视网膜 VEGF 浓度增加和视网膜新生血管在低氧环境下已被证实均与 DR 的发病机制有关。向小鼠注射外源性 VEGF 可破坏血 - 视网膜屏障，猴子眼中持续释放的 VEGF 会引起黄斑水肿。在临床小鼠模型中，VEGF 能够造成 DR 的典型表现。糖尿病患者房水中 VEGF 浓度是年龄匹配正常对照组的 5 倍，是血浆浓度的 3 倍，并且与 DR 的严重程度相关。研究表明，给予外源性氧气可以改善 DME。因此，VEGF 目前是 DR 的主要治疗靶点，抗 VEGF 药物也被认为是治疗 DME 的首选药物，无论是单独治疗还是与皮质类固醇和 / 或激光光凝术联合治疗均具有良好效果。

（九）血 - 视网膜屏障的形态学改变

伊凡思蓝（Evans blue，EB）于大鼠尾静脉注射后，均匀充填于视网膜各级血管腔内，可见视网膜铺片呈红色荧光，视网膜各级血管网均能清晰地显示。正常大鼠可见在低背景荧光下视网膜血管对 EB 有良好的屏障作用（图 4-11），糖尿病模型 3 个月后血管出现节段性扩张，毛细血管出现广泛渗漏（图 4-12）。

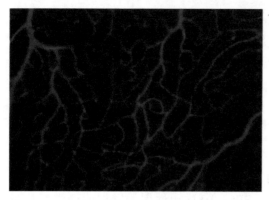

图 4-11　正常大鼠视网膜 EB 染色（血管渗漏检测，×100）

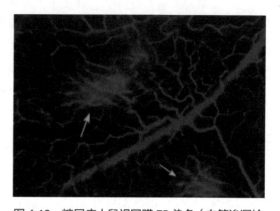

图 4-12　糖尿病大鼠视网膜 EB 染色（血管渗漏检测，×100）

箭头示视网膜血管出现节段性扩张，毛细血管出现广泛渗漏。

二、糖尿病视网膜神经组织病变

（一）视网膜节细胞与糖尿病视网膜病变

1. **概述**　对环境的感知依赖于感官，而视觉是其中最复杂的一种，因为视网膜所有细胞均协同参与形成视觉图像。视网膜节细胞（retinal ganglion cell，RGC）是视网膜中参与光传导的最后一种细胞，负责整合编码图像特定成分的信号并将其传送至大脑。此外，RGC 还参与传递其他与光无关的信息，如细胞代谢、眼压及眼内温度等。因此，RGC 损伤会引起视力下降。

糖尿病视网膜病变（DR）作为一种神经血管性疾病，是导致严重视力下降的主要原因之一。对于糖尿病患者，DR 的患病率约为 35%。在糖尿病晚期，还可引起血管生成、增生性玻璃体视网膜病变（proliferative vitreoretinopathy，PVR）甚至视网膜脱离。慢性高血糖是 DR 引起血管改变的主要原因。目前，还没有有效针对 DR 的早期预防性治疗。

DR 可引起 RGC 损伤，最终会导致 RGC 功能受损并随后丧失。研究发现，RGC 的损伤发生在 DR 的早期阶段，并出现在明显的血管损伤之前。引起 RGC 损伤的病理因素主要包括缺氧、炎症、氧化应激。

目前已有的糖尿病动物模型可分为遗传动物模型和诱导动物模型。在遗传小鼠模型中，常用的有 Ins2（Akita）、非肥胖糖尿病（non-obese diabetic，NOD）、db/db 小鼠。诱导动物模型可以通过 5 种方法建立：切除胰腺、给药四氧嘧啶、给药链脲佐菌素（streptozotocin，STZ）、高半乳糖饮食、激光或化学损伤动物眼睛。最其中常见的是 STZ 的使用。

2. **DR 引起 RGC 丢失的机制**　首次在 DR 动物模型中观察到 RGC 损伤是源于逆行轴突运输受损和谷氨酸释放失调。虽然这些研究中并未提到 RGC 的丢失，但可以推测 RGC 损伤和丢失的原因。最近的研究主要集中在 RGC 的直接丢失上。

（1）RGC 丢失的间接原因

1）逆行轴索运输障碍：在 DR 动物模型中，最早观察到 RGC 的逆行轴突运输受损。这种损害在 1 型糖尿病患者中比在 2 型糖尿病患者中更为严重，这可能与代谢功能严重紊乱有关。逆行轴突运输受损最终会引起视神经萎缩。此外，还发现多元醇代谢途径也参与了这一过程。

目前治疗晚期 DR 的方法之一是玻璃体内注射抗血管内皮生长因子（VEGF）。这种治疗方法不仅对视网膜血管损伤的治疗有效，在 Ins2（Akita）糖尿病和自发性脉络膜新生血管小鼠中，VEGF-A 拮抗剂还有助于降低上丘运输障碍及减少 RGC 丢失。

2）谷氨酸释放：谷氨酸是一种由光感受器、双极细胞和 RGC 释放的神经传递因子，与光感受器 - 双极细胞和双极细胞 -RGC 的突触形成有关。在高葡萄糖条件下的 RGC 体外培养中，可观察到谷氨酸释放显著增加，从而导致细胞外谷氨酸积累。谷氨酸积累的同时 RGC 也产生了神经毒性，使 RGC 的损伤进一步恶化。

（2）RGC 丢失的直接原因：糖尿病患者视网膜神经组织病理性改变，包括 RGC 凋亡、Müller 凋亡和星形胶质细胞凋亡等。糖尿病患者甚至在 DR 诊断之前就已发生 RGC 丢失。而且 RGC 丢失随着 DR 的进展而加剧。RGC 损伤可以通过光学相干断层扫描（optical coherence tomography，OCT）检测。同样，在实验性糖尿病动物模型中，RGC 丢失和形态学改变也可观察到。RGC 丢失的发生率可能与不同种属对 STZ 的反应不同有关。总之，RGC 功能的丧失可能发生在形态学改变之前。其中一个变化是树突野的扩大，这可能是对 RGC 整体损失的一种补偿反应。

1）神经营养因子在 RGC 丢失中的作用：脑源性神经营养因子（brain derived neurotrophic factor，BDNF）是一种能增强糖尿病鼠胰岛素活性并促进神经元存活的蛋白质。在 DR 时观察到视网膜 BDNF 表达减少。一些化合物的治疗可调节 BDNF 的表达，在糖尿病大鼠模型中促红细胞生成素和依达拉奉均可以上调 BDNF 的表达，进而避免 RGC 死亡。通过 BDNF/ 酪氨酸激酶受体 B（tyrosine kinase receptor B，TrkB）途径上调视网膜 BDNF 也可降低胶质纤维酸性蛋白（glial fibrillary acidic protein，GFAP）表达、磷酸化细胞外信号调控的激酶 1/2（extracellular signal-regulated kinase，ERK1/2）、半胱天冬蛋白酶 -3（cysteine aspartic acid specific protease-3，caspase-3）表达和减少活性氧生成。此外，用间充质干细胞诱导获得的神经干细胞治疗糖尿病大鼠，可防止 BDNF 减少，改善渗漏、形态学改变和视力，进而改善 DR 的进展。在 STZ 诱导的糖尿病小鼠视网膜中移植 CD133$^+$ 细胞（其中 CD133 是作为干细胞生物标记物），结果发现内层视网膜、RGC 和双极细胞上的组织结构得以保留。此外，CD133$^+$ 细胞还可分化为 RGC 并表达 BDNF 促进 RGC 和其他视网膜细胞的存活。

神经生长因子（nerve growth factor，NGF）是神经营养蛋白家族的多肽成员，其中还包括 BDNF。NGF 可激活两种不同的细胞表面受体：与细胞存活、增殖和分化有关的信号通路相关的酪氨酸激酶受体 A（tyrosine kinase a receptor，TrkA），以及与神经元死亡有关的 p75 神经营养因子受体（p75 neurotrophic factor receptor，p75 NTR）。患糖尿病时脂质过氧化增加，TrkA 发生硝化会导致 TrkA 表达和磷酸化受损，进而引起其下游靶点丝氨酸 / 苏氨酸激酶（serine/threonine kinase，Akt）又名蛋白激酶 B（protein kinase B，PKB）的激活减少。另外，RGC 中促凋亡的 p75 NTR 表达增加。总之，NGF 对两种受体产生的作用均可导致 RGC 死亡。这些作用可以通过表儿茶素（一种膳食补充剂）或外源性 NGF 来恢复。在糖尿病大鼠模型研究中发现，糖尿病视网膜 NGF 表达的增加可能是由于内源性 NGF 针对 RGC 变性的保护性反应所致，这种作用通过给予 NGF 药物得以增强，而被给予抗 NGF 药物后有所减弱。但亦有研究发现即使用了 NGF 神经元仍会发生死亡。

睫状神经营养因子（ciliary neurotrophic factor，CNTF）是与 NGF 没有同源性的另一种神经营养因子。在糖尿病大鼠视网膜中，CNTF mRNA 表达降低。使用 CNTF 进行眼内治疗，可观察到 CNTF 能够阻止 RGC 和多巴胺能无长突细胞变性。中脑星形胶质细胞源性神经营养因子（midbrain astrocyte derived neurotrophic factor，MANF），可作为缺氧诱导的 RGC 损伤的保护因子。

2）丝裂原激活的蛋白激酶级联反应：信号沿着每个细胞从膜受体传播到细胞质靶点和 / 或核靶点，进而产生不同反应。在这个过程中，特定的途径被激活或抑制，这其中包括丝裂原活化蛋白激酶（mitogen-activated protein kinase，MAPK）级联反应。MAPK 途径包含多种蛋白质，包括 p38 丝裂原活化蛋白激酶（P38 mitogen activated protein kinase，p38 MAPK），细胞外信号调控的激酶 1/2（ERK1/2）和 c-Jun 氨基端蛋白激酶（JNK）。p38 和 JNK 是压力信号的一部分，而 ERK1/2 与有丝分裂信号有关。

p38 活化是对不同物理和化学刺激的反应，进而产生促炎性细胞因子白细胞介素 -1β（interleukin-1β，IL-1β）、肿瘤坏死因子 -α（TNF-α）、白细胞介素 -6（interleukin-6，IL-6）、诱导酶如环氧合酶 -2（cyclooxygenase-2，COX-2）、诱生型一氧化氮合成酶（iNOS）、血管细胞黏附分子 -1（vascular cell adhesion molecule-1，VCAM-1）和其他黏附蛋白。p38 的激活亦与细胞凋亡有关，并由 NGF 通过 TrkA 诱导。在体内或体外糖尿病模型中产生的高葡萄糖诱导下，RGC 中 p38 MAPK 被激活。而 p38 MAPK 的激活可被硝基酪氨酸、NMNAT1 敲除和绿原酸等干预减弱。MAPK 家族的另一个成员是 JNK。与 p38 MAPK 相似，JNK 在高葡萄糖条件下被激活，并被橙皮苷所减弱。此外，p38 MAPK 和其下游靶点的磷酸化增加与 VEGF-A 拮抗剂给药后 RGC 死亡和轴突运输受损有关。

有许多不同的途径通过 MAPK 间接作用于细胞。其中之一是 sonic hedgehog 信号通路（sonic hedgehog signaling pathway，SHH），在糖尿病大鼠模型视网膜以及在高葡萄糖条件下培养的 Müller 细胞中均上调。研究发现，外源性 SHH 可下调 ERK1/2 通路表达，或激活磷脂酰肌醇 3 激酶（phosphoinositide 3-kinase，PI3K）途径，但对 p38 MAPK 通路没有影响。

3）丝氨酸 / 苏氨酸激酶（Akt）：是一种关键介质，其作用涉及细胞代谢、增殖、生长和存活等。Akt 激活由磷脂酰肌醇 3 激酶（PI3K）介导。高糖能激活 PI3K/Akt 途径，加速 DR 的发生和发展。

DR 时 Akt 磷酸化水平下调，促进 RGC 凋亡。巴氯芬增强 Akt 活性可保护 RGC 细胞。有研究报道，脑源性神经营养因子、红细胞生成素、人粒细胞集落刺激因子等可通过 PI3K/Akt 信号通路中 p-Akt 的表达而发挥对 RGC 的保护和促进再生功能。

在 RGC 凋亡之前，RGC 的突触神经变性就已发生，这是 DR 最早的病变之一。最近发现 RGC 发生突触神经变性的原因是高磷酸化 tau（微管相关蛋白），该蛋白与其他神经退行性疾病如阿尔茨海默病有关。tau 的过度磷酸化是由 Akt/ 糖原合成酶激酶 -3β（glycogen synthase kinase3β，GSK3β）信号转导介导的。像利拉鲁肽一样，胰高血糖素样肽 1 受体（glucagon like peptide 1 receptor，GLP-1R）激动剂可以通过激活 GLP-1R/Akt/GSK3β 信号转导来阻止 DR 模型中由高磷酸化 tau 促进的视网膜神经变性。此外，人参皂苷 Rg1（G-Rg1）是人参的有效成分，可以通过激活 RGC 上的胰岛素受体底物 1（insulin receptor substrate1，IRS-1）/Akt/GSK3β 信号转导来避免过度磷酸化的 tau 诱导的突触神经变性。

4）核转录因子红系 2 相关因子 2（nuclear factor-erythroid 2-related factor 2，Nrf2）：是参与细胞排毒和抗氧化反应，促进多种细胞保护性基因表达的最重要的转录因子之一。因此，在炎性、促凋亡和应激条件下，Kelch 样环氧氯丙烷相关蛋白 1（Keap1）/Nrf2/ARE 途径在维持细胞稳态、保护细胞中起着关键作用。Keap1-Nrf2 系统与代谢和能量平衡调节有关。患糖尿病时，对 Keap1/Nrf2 系统的干扰也会促进疾病的发展。研究发现，血红素加氧酶 1（heme oxygenase 1，HO-1）或长链非编码 RNA 如 Sox2 重叠转录本（Sox2-OT）激活了保护 RGC 的 Nrf2/HO-1 途径。对于不同的分子如二十二酚和枸杞多糖，也观察到了相同的效果。

5）核因子 -κB（NF-κB）：是一种核转录因子，参与 DR 和其他疾病相关的炎症过程的发展。在某些情况下，NF-κB 介导的信号通路激活是通过与高迁移率族蛋白 B1（high mobility group protein B1，HMGB1）和 RAGE 相互作用而发生的，抑制 HMGB1 可以减少体内和体外高糖诱导的视网膜损伤。在 RGC 中，通过 HMGB-1-Toll 样受体 4（Toll like receptor 4，TLR4）-NF-κB 信号通路抑制 HMGB1 可抑制炎症并促进 RGC 存活。

TLR4 和 Toll 样受体 2（Toll like receptor 2，TLR2）是参与病原体识别和先天免疫激活的蛋白质。TLR4 和 TLR2 沉默会促进 NF-κB 表达的下调，进而炎性分子如 TNF-α 和 IL-8 的分泌减少，从而促进了 RGC 的存活。在高葡萄糖培养的 RGC 中，TLR4 及其下游信号分子髓样分化因子（myeloiddifferentiationfactor88，MyD88）、NF-κB、TNF 受体相关因子 6（TNF receptor associated factor 6，TRAF6）、NOD 样受体热蛋白结构域相关蛋白 3（NOD-like receptor thermal protein domain associated protein 3，NLRP3）和促炎性细胞因子（IL-1β、IL-18）均增加。用 TLR4 激动剂（TAK-242）治疗，炎症和凋亡均降低。

在动物模型中，高血糖症（经 STZ 处理的 C57 小鼠）通过 NF-κB p65 亚基诱导 NF-κB 活化，从而促进 RGC 死亡。用刺龙骨治疗可能会抑制该过程，从而减少 RGC 的凋亡和糖尿病引起的神经变性。

RGC-5 细胞用过氧化氢（H_2O_2）处理后，可观察到诱导的细胞凋亡和氧化应激，而刺芒柄花素抑制了 NF-κB 的活化，表明其活化不仅与炎症有关，也与活性氧和细胞凋亡有关。ERK1/2 与其他途径一样，与 NF-κB 激活有关。对 DR db/db 小鼠进行黄芪甲苷Ⅳ干预后，发现 ERK1/2 激活降低，可明显降低 RGC 功能障碍。

6）活性氧（ROS）：是具有化学活性的分子，包含氧和一个额外的电子，使其变得不稳定，具有反应性和氧化性。ROS 超氧阴离子过氧化氢（H_2O_2）和羟自由基（OH^-）是通过微小晶状体电子传输链自然形成的，但仍需要抗氧化剂分子来保持氧化还原平衡。超氧化物歧化酶（superoxide dismutase，SOD）、谷胱甘肽过氧化物酶、过氧化氢酶、血红素加氧酶 1（heme oxygenase 1，HO-1）、谷胱甘肽毒素和过氧化物酶是一些抗氧化剂。当多余的 ROS 产生破坏氧化还原平衡时，细胞便受到影响。高血糖激活多元醇、蛋白激酶 C（PKC）和己糖胺途径，引起细胞内 NADPH 氧化产生大量 ROS。此外，ROS 通过 AGE 受体（advanced glycosylation end receptor，RAGE）促进 SOD 和其他抗氧化剂分子活性的降低。

在 RGC 体外实验中，三七皂苷通过 eIF2α/ATF4/CHOP 和半胱天冬酶 12 途径抑制细胞凋亡并降低 ROS 水平。在 DR 动物模型中，锰超氧化物歧化酶（Mn superoxide dismutase，MnSOD）活性和 mRNA 的降低与视网膜神经元（包括 RGC）凋亡有关。虾青素可减少 RGC 的凋亡，改善氧化应激水平，降低丙二醛的活性，升高 MnSOD 的活性。此外，虾青素可减轻 H_2O_2 诱导的体外凋亡（RGC-5 细胞）。虾青素可有效改善高糖及低氧诱导的氧化应激损伤，发挥保护视网膜的作用。

7）血管内皮生长因子（VEGF）：是增加血管通透性和血管生成的重要信号分子。VEGF 通过抑制 Akt 磷酸化引起 DR 时 RGC 的凋亡和神经元损伤。此外，不同的糖尿病小鼠模型在抗 VEGF 给药后出现轴突运输受损，并伴有 p38 MAPK 磷酸化。

VEGF 可促进血管改变，从而促进 DR 的发展。因此，玻璃体内注射抗 VEGF 药物可治疗糖尿病黄斑水肿和 PDR 以及其他与眼部疾病类似的渗出性老年黄斑变性。雷珠单抗是一种人源化的单克隆抗体抗原结合片段，而阿帕西普是一种可溶性受体融合蛋白，二者均可用于治疗 DR。贝伐单抗是一种重组单克隆抗 VEGF 抗体，已被批准作为抗血管生成剂来治疗癌症，并已被用于治疗不同的新生血管性眼病。

在 STZ 诱发的 DR 中进行的一项研究显示，在糖尿病的早期阶段，通过在玻璃体内注射雷珠单抗可以减少新生血管形成和损害。此外，在同一项研究中，观察到该抗 VEGF 药物可保持 RGC 数量。在同一动物模型中，用类黄酮分子叶黄素处理的糖尿病大鼠的视网膜血管中观察到 VEGF 表达的降低。鹰嘴豆素可增强 RGC 的神经突生长。内源性 VEGF-A165a 和 VEGF-A165b 是 VEGF 分子的两种替代 RNA 剪接体。其中 VEGF-A165b 与神经元的神经保护作用有关。因此，开发了重组人 VEGF-A165b，并在缺血再灌注的视网膜损伤大鼠中进行了测试，通过激活 VEGFR2，丝氨酸 - 苏氨酸激酶（Akt）和抑制 caspase-3 可对 RGC 产生保护作用。

VEGF 受体（VEGFR1、VEGFR2）也与高糖处理的人内皮细胞中的不同信号通路有关。这些途径包括 p38 MAPK/STAT1 和 PKC-ERK1/2-NOS1。二者分别导致细胞凋亡和血管通透性过高。一项关于 RGC 的研究报告发现，奈必洛尔（一种 β 受体阻滞剂和一氧化氮供体）可通过体内和体外的一氧化氮途径阻止细胞凋亡。

8）其他炎症分子：高血糖介导微血管损伤，细胞氧化应激，PKC 活化和超氧化物产生，进而引起糖尿病并发症的发生。视网膜中的炎症因子触发小胶质细胞激活，ROS 产生，NF-κB 和 ERK 激活，最后产生促炎性细胞因子，如肿瘤坏死因子 -α（tumor necrosis factor-α，TNF-α）、IL-1β、IL-6、IL-8、血管细胞黏附分子（vascular cell adhesion molecule1，VCAM-1）和细胞间黏附分子 1（intercellular adhesion molecule，ICAM-1）。

细胞因子的产生和其他种类分子的存在，极大地改变了视网膜中的环境，从而影响了神经元细胞，而神经元细胞是 DR 最早被破坏的细胞。血管损伤与神经元损伤之间的关系尚不清楚，目前已经提出了两种理论。第一个假设是神经元损伤和血管损伤是独立的事件，由于视网膜中神经元，神经胶质和血管内皮细胞之间存在深层联系，因此这种假设似乎不太可能。这导致了第二种假设，即在疾病的早期产生的 VEGF 可以保护神经元细胞，在晚期则引起血管生成和血管损伤。此外，触发视网膜神经元损伤的分子（如谷氨酸）也会增加VEGF 的产生。在与 Müller 细胞共培养的 RGC 中观察到促炎细胞因子对 RGC 的存活有直接的负面影响。此外，在高葡萄糖培养基培养条件下，TNF-α、IL-1β 和 IL-6 产生增加，地塞米松（一种抗炎剂）可降低炎症因子的表达，表明抗炎策略可用于促进 RGC 的恢复。

在糖尿病 db/db 小鼠中，可观察到 RGC 凋亡增加，同时小胶质细胞标记物如离子钙接头蛋白分子 1（ionized calcium binding adaptor molecule-1，IBA-1）和 F4/80 表达增加。同样，在 DR 体外模型中，暴露于高葡萄糖的 RGC-5 细胞中转染 miR-145-5p 抑制剂 [抑制成纤维细胞生长因子 5（fibroblast growth factor 5，FGF5）] 会降低细胞中的 TNF-α 和IL-6，并且减少细胞凋亡，保持了较高的细胞增殖能力。

在对糖尿病小鼠进行的一项研究中，RGC 的丧失是由基质金属蛋白酶 -9（matrix metalloproteinase-9，MMP-9）引起的。此外，糖尿病患者视网膜中晚期糖基化终末产物（AGE）的产生与神经元功能障碍有关。在高脂饮食的糖尿病大鼠中进行的一项研究表明，与正常饮食喂养的糖尿病大鼠相比，接受高脂饮食的糖尿病动物 RGC 的 AGE 含量更高。

9）其他细胞凋亡和自噬相关途径：Notch 途径在细胞存活中起着决定性作用，并且还与细胞凋亡不同相关途径（如 p53、NF-κB 和 PI3K/Akt 途径）密切相关。高糖体外培养RGC，Notch 蛋白表达下降，提示高糖会造成 Notch 通路抑制。激活 Notch 通路可促进RGC 再生，减少其凋亡，表明 Notch 可能是 DR 时保护 RGC 的潜在靶点。

促凋亡的依赖双链 RNA 的蛋白激酶（doublestranded RNA-dependent protein kinase，PKR）信号转导途径涉及多种细胞过程，如 mRNA 转录和翻译、细胞凋亡和增殖。该途径的失调与代谢紊乱和炎症有关。在 STZ 诱导的糖尿病大鼠模型中，miR-29b 的上调通过PKR 信号通路保护 RGC 免受凋亡。

哺乳动物雷帕霉素靶蛋白（mechanistic target of rapamycin，mTOR）是不同细胞活动（如细胞生长和自噬）的关键调节剂。DR 时可观察到 mTOR 磷酸化明显下调，RGC 凋亡增加，使用自噬抑制剂（3-MA）可减少 RGC 死亡。

（3）DR 其他眼病的危险因素：其他眼病的危险因素也会影响 RGC，而其他疾病不一定与 DR 有关。当这些疾病与糖尿病共存时，糖尿病可能会成为这些疾病的加剧危险因素。

开角型青光眼会引起 RGC 进行性凋亡。在 DR 和开角型青光眼的动物模型中，RGC的凋亡增加。在高同型半胱氨酸血症中，该病以血浆半胱氨酸异常升高为特征，存在RGC 丢失。当高同型半胱氨酸血症与 DR 共存时，在动物模型中发现 RGC 的丢失甚至更高。Wolfram 综合征蛋白 1（WFS1）是由 WFS1 基因突变引起的罕见遗传病，伴有视神经萎缩、耳聋、尿崩症和糖尿病。

DR 还通过糖尿病患者 RGC 的丢失影响高眼压和青光眼的发生和发展。相反，在具有眼压增加和血管渗漏的 Ins2（Akita）/+ 小鼠模型中，RGC 会出现轴突转运障碍或变性。

（二）Müller 细胞与糖尿病视网膜病变

DR 是糖尿病在眼部的重要并发症。研究发现，DR 的发生发展与视网膜内的 Müller 细胞有着密切关系。

Müller 细胞是视网膜中主要神经胶质细胞类型之一，在维持视网膜功能和健康中起重要作用。正常的视网膜 Müller 细胞回收神经递质，防止谷氨酸毒性，通过空间缓冲重新分配离子，参与视黄酸循环，并通过多种机制调节营养供应。视网膜环境的紊乱会影响正常 Müller 细胞的功能和健康，进而影响整个视网膜。在糖尿病视网膜病变中 Müller 细胞会导致神经元功能障碍，促进血管内皮生成因子的产生从而导致新血管形成以及细胞死亡。Müller 细胞在维持视网膜健康和功能方面发挥重要作用。

Müller 细胞是唯一跨越整个视网膜宽度的细胞，并且与视网膜血管和视网膜神经元紧密接触。因此，Müller 细胞在健康的视网膜中具有多种重要功能，可分为三类：①对神经递质，视黄酸化合物和离子（如 K^+）的吸收和再循环；②控制视网膜的新陈代谢和营养供应；③调节血流量和维持血 - 视网膜屏障。

Müller 细胞与视网膜神经元的广泛接触，使 Müller 细胞能够适当地积极参与神经传递。Müller 细胞能迅速吸收并清除内部丛状层中的谷氨酸和 γ- 氨基丁酸（γ-aminobutyric acid，GABA）。Müller 细胞通过谷氨酸转运蛋白（glutamate transporter，GLAST）吸收细胞外谷氨酸，这种机制实现谷氨酸的去除和预防视网膜神经毒性。谷氨酸一旦被吸收，就会被谷氨酰胺合成酶转化为谷氨酰胺，并释放给神经细胞以重新合成谷氨酸和 γ- 氨基丁酸。该过程为神经递质的合成提供底物，并减少谷氨酸毒性。Müller 细胞通过参与钾空间缓冲过程进一步维持适当的视网膜功能，该过程会在周围的微环境中重新分配 K^+ 以避免 K^+ 的长期积累。Müller 细胞可以从神经元突触的内部和外部丛状层吸收 K^+，并将 K^+ 释放到玻璃体液中，以重新分配 K^+，该过程也涉及视网膜积液的去除。除此之外，Müller 细胞通过 Kir2.1 钾通道吸收细胞外液的 K^+，并利用涵盖血管的 Müller 细胞中发现的 Kir4.1 通道，将 K^+ 沉积到脉管系统中，从而起到钾转运的作用。

除了调节视网膜内的神经递质和离子水平外，Müller 细胞还通过吸收视网膜下间隙的全反式视黄醇，与视锥细胞感光细胞一起参与类维生素 A 循环。在视觉周期中，光会导致视杆细胞和视锥细胞光感受器中 11- 顺式视黄醛异构化为全反式视黄醛。异构化后，全反式视黄醛从视蛋白中被视黄醇脱氢酶还原成全反式视黄醇。来自视锥细胞的全反式视黄醇被释放到细胞外空间被 Müller 细胞吸收，进而被全反式视黄醇异构酶异构化回 11- 顺式视黄醇，然后释放回细胞外空间被肌醇吸收。视锥细胞最终可以将 11- 顺式视黄醇氧化回原来的 11- 顺式视黄醛，从而重新开始视觉循环。

Müller 细胞是视网膜营养储存的主要部位。研究显示，当糖酵解受到抑制时，Müller 细胞中的三磷酸腺苷（adenosine triphosphate，ATP）产量急剧下降。但供给葡萄糖之后，在有氧和无氧条件下 ATP 的水平保持相等，表明 Müller 细胞主要通过糖酵解而不是氧化磷酸化来生存，其为视网膜神经元和其他使用氧化磷酸化产生 ATP 类型的细胞节省了氧气。此外，Müller 细胞是视网膜中糖原储存的主要部位。当营养供应不足时，Müller 细胞可以利用这种糖原存储为其他细胞类型提供代谢产物。此外，由于特定的乳酸脱氢酶同工酶，通过糖酵解不可逆地转化为丙酮酸而产生的大量乳酸被转移至感光器，以在需要时用作潜在的替代能源。研究表明，Müller 细胞对葡萄糖和糖原的代谢受光感受器吸收的光调节，随着感光器吸收光，Müller 细胞代谢更多的葡萄糖，从而根据需要为感光器提供更多的乳酸，表明 Müller 细胞和感光器通过新陈代谢紧密结合。除了提供乳酸作为感光器的能量来源外，Müller 细胞还可以通过调节视网膜血流来调节视网膜的营养供应。在健康视网膜中，光刺激增加会导致视网膜血流增加，这是向被激活的神经元提供氧气和其他营养物质的过程，这一过程称为神经血管耦合。Müller 细胞在神经血管耦联中起着至关重要的作用，因为能释放出控制视网膜血管收缩和舒张的代谢产物。

Müller 细胞最重要的功能之一是对视网膜血流的调节以及对血 - 视网膜屏障的维持作用。视网膜血液屏障对于防止血液和其他潜在有害刺激物（如病原体）进入视网膜组织至关重要。Müller 细胞如何维持视网膜血液屏障的确切机制 [如色素上皮衍生因子（PEDF）和血小板反应蛋白 1 等因子具有抗血管生成作用并可增加内皮屏障紧密性] 尚有争议。

显然，Müller 细胞的作用和功能影响着整个视网膜。对其任何的干扰都会影响视网膜内细胞的正常功能。在糖尿病视网膜病变等疾病的背景下，Müller 细胞仍是一种未被充分研究的细胞类型。以下内容旨在概述糖尿病对 Müller 细胞的影响以及 Müller 细胞在 DR 中的作用。

1. **糖尿病对 Müller 细胞神经递质和钾调节的影响** 已确定 Müller 细胞的活化始于 DR 的早期。DR 早期，出现谷氨酸转运体功能障碍，造成 Müller 对视网膜神经元的损伤。在大鼠糖尿病病程 4 周时，谷氨酸（天冬氨酸）转运蛋白明显减少。这与糖尿病大鼠的视网膜中谷氨酸积累显著增加的报道一致。此外，研究发现谷氨酰胺合成酶活性降低，并且神经递质再生所必需的谷氨酸向谷氨酰胺的转化降低。谷氨酸在糖尿病患者玻璃体中含量增加到潜在的神经毒性水平。也有研究发现，在脑卒中等神经系统疾病中针对谷氨酸盐的相关疗法效果不佳，这表明谷氨酸盐水平可能没有起到病理生理调节作用，因此谷氨酸水平增加是否会在糖尿病视网膜病变中引起神经毒性，还需进一步探讨。

Müller 细胞似乎不仅通过减少谷氨酸摄取直接导致谷氨酸毒性，而且在糖尿病视网膜病变的发展过程中，Müller 细胞还通过减少 K^+ 摄取间接参与。实验性糖尿病 4 个月后，从大鼠视网膜分离出的 Müller 细胞质膜上的 K^+ 电导降低。已确定 Kir 4.1 K^+ 通道的重新分布是降低 K^+ 电导的机制。在增生型糖尿病视网膜病变患者的 Müller 细胞中也观察到 K^+ 电导降低。糖尿病视网膜 Müller 细胞中 Kir 4.1K^+ 通道定位的改变归因于晚期糖基化终末产物（AGE）的积累。总之，这会导致 K^+ 浓度失衡和 K^+ 稳态改变，从而导致神经元兴奋和随后产生的谷氨酸毒性。

在糖尿病和糖尿病黄斑水肿中，Müller 细胞也可下调 Kir 4.1 通道，但不会下调 Kir2.1 通道，导致持续 K^+ 摄取而没有释放到微脉管系统中。这会导致 Müller 细胞肿胀，进而出现功能障碍。糖尿病黄斑水肿会由于积液而导致黄斑增厚 [临床上可以通过光学相干断层扫描（OCT）进行观察]，通常会导致视网膜结构破裂和视力改变。

2. Müller 细胞释放生长因子和促炎 / 抗炎细胞因子对糖尿病的影响　在糖尿病患者的视网膜中，现已确定 Müller 细胞会被激活。糖尿病视网膜病变中 Müller 细胞被激活的最明显标志之一是神经 GFAP（一种反应性神经胶质增生的常见标志物）的表达增加。GFAP 免疫阳性细胞主要位于视网膜 Müller 细胞胞体的内侧端、突起和膨大的终足，胞体外侧端呈弱阳性。部分 Müller 细胞轮廓清晰，呈现全细胞免疫阳性，细胞呈柱状，纵贯视网膜内外界膜，胞体位于内核层，从胞体向内侧端伸展的突起终止在视网膜内界膜，在其终端呈特有膨大的终足；同时向外侧端伸展出顶突，终止在光感受器层。在健康状况下，Müller 细胞通常不表达 GFAP。患糖尿病时，Müller 细胞上调视网膜中 GFAP 表达（图 4-13 ~ 图 4-15），而星形胶质细胞下调 GFAP。Müller 细胞与视网膜微血管也存在广泛接触，综上所述，活化的 Müller 细胞对微血管的正常功能存在重要影响。

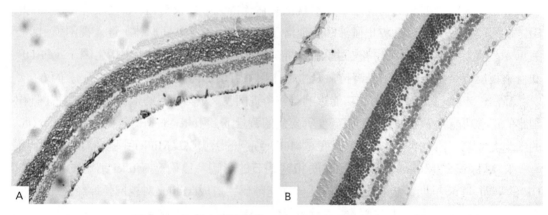

图 4-13　正常大鼠视网膜 GFAP 免疫组化染色（×200）

A：染色阳性仅位于 Müller 细胞的终足；B：GFAP 无棕色着色（阴性对照）。

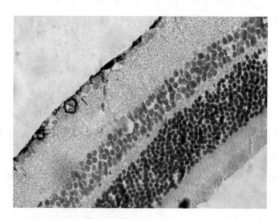

图 4-14　糖尿病大鼠 4 周视网膜 GFAP 免疫组化染色（×200）

GFAP 呈阳性表达，阳性部位面积稍大，扩展到内丛状层，着色较深。

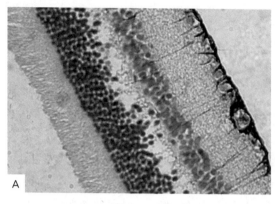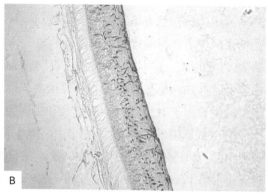

图 4-15 糖尿病大鼠 8 周视网膜 GFAP 免疫组化染色（×200）

A：视网膜 GFAP 呈强阳性表达，整个细胞质均着色较深；B：GFAP 呈强阳性表达，贯穿视网膜全层，直达外界膜。

尽管有 GFAP，但其他几种标记物可能对确定早期神经胶质细胞活化更有用，如磷酸化细胞外信号调控激酶（extracellular regulated protein kinases，ERK）等。GFAP 表达升高很早就发生，并在整个疾病中持续存在。然而迄今为止，尚未有研究能够将 GFAP 水平变化与 DR 的发生发展联系起来。

在体外研究中，高血糖诱导的神经胶质增生与 Müller 细胞刺激生长因子、细胞因子和趋化因子的释放密切相关。高血糖可激活 Müller 细胞内的编码基因，如血管内皮生长因子（VEGF）、色素上皮衍生因子（PEDF）以及细胞因子和趋化因子包括白细胞介素 -1β（IL-β）、白细胞介素 -6（IL-6）、肿瘤坏死因子 -α（TNF-α）和趋化因子配体 2（CCL2）等。

鉴于体外研究提供的充足证据，在血糖升高刺激下，Müller 细胞是生长因子和细胞因子增高的潜在来源。目前研究发现，在糖尿病患者的玻璃体中，Müller 细胞释放的生长因子、细胞因子和趋化因子均增加，提示 Müller 细胞在体内对这些因子的整体合成作出了贡献。

（1）生长因子对 DR 的促进作用：尚不清楚 Müller 细胞衍生的生长因子在体内对糖尿病视网膜病变的病理改变的作用机制。目前了解到，Müller 细胞源性血管内皮生长因子对糖尿病视网膜病变发展和进程具有一定影响。研究人员通过可诱导的 Cre/lox 系统破坏 Müller 细胞中的血管内皮生长因子，并检查这些条件性血管内皮生长因子基因敲除（knock out，KO）小鼠中糖尿病引起的视网膜炎症和血管渗漏情况。研究发现，糖尿病小鼠血管内皮生长因子基因敲除后，DR 的病理相关参数（如白细胞停滞、炎性生物标志物表达、紧密连接蛋白消耗、无细胞毛细血管数量和血管渗漏）均有改善。其他研究对改变 Müller 细胞中低氧诱导因子 -1（hypoxia inducible factor-1，HIF-1）和细胞外因子 Wnt 信号通路等已知的血管内皮生长因子进行探讨，支持以下观点：DR 中，Müller 细胞衍生的血管内皮生长因子实际上是视网膜血管生成和病理过程中的主要参与成员。除血管内皮生长因子外，Müller 细胞衍生的 PEDF 也被认为在糖尿病诱导的视网膜血管生成中起作用。综上所述，Müller 细胞衍生的生长因子加速了糖尿病视网膜血管病理改变的进程。

（2）生长因子对 DR 的延缓作用：尽管源自 Müller 细胞的血管内皮生长因子对糖尿病

视网膜中的微血管有不利影响，但最初生长因子释放可能是为保护自身和视网膜神经元免受糖尿病侵害。对糖尿病小鼠进行的相关研究支持上述观点，该小鼠的 Müller 细胞中特异缺失 VEGFR2，进一步导致糖尿病视网膜 Müller 细胞密度逐渐降低，暗视和视网膜电图振幅降低，并加速感光细胞、节细胞和内核层神经元的丧失。在糖尿病背景下，Müller 细胞衍生的生长因子对 Müller 细胞本身和视网膜神经元具有有益作用，从而减缓 DR 的进程。

（3）细胞因子对 DR 的促进作用：除生长因子外，Müller 细胞在高血糖条件下还释放多种细胞因子和趋化因子。例如，Müller 细胞是视网膜白细胞介素 -1β（IL-1β）产生的主要来源。胱天蛋白酶 1（cysteine aspartic acid specific protease-1, caspase-1）最初称为白细胞介素 -1β 转换酶（interleukin-1β-converting enzyme, ICE），通过切割其非活性形式产生活性细胞因子 IL-1β 和 IL-18。在 Müller 细胞中，高血糖强烈诱导 caspase-1/IL-1β 信号通路的激活。在糖尿病小鼠的视网膜以及糖尿病患者的视网膜组织和玻璃体液中也发现 caspase-1 激活增加和 IL-1β 水平升高。现已确定，通过敲低 caspase-1 或 IL-1 受体（IL-1R1）或通过药理学干预该信号通路可防止糖尿病大鼠和小鼠发生糖尿病视网膜病变。Müller 细胞不断释放 IL-1β 已被证明会以旁分泌方式影响内皮细胞的生存能力。内皮细胞对 IL-1β 非常敏感，并受其影响迅速出现细胞死亡。在糖尿病动物的视网膜微脉管系统和糖尿病供体分离的视网膜血管中可检测到内皮细胞死亡，并与无细胞毛细血管的形成有关，其中，无细胞毛细血管也是 DR 中视网膜病理学的标志。除 IL-1β 外，Müller 细胞还产生其他众所周知的促炎细胞因子，如肿瘤坏死因子 -α（TNF-α）和白细胞介素 -6（IL-6）。研究人员提出，抗 TNF-α 疗法可作为治疗糖尿病动物中糖尿病视网膜病变的方法。IL-6 的有害作用与血管功能障碍和促进血管生成有关，也是 IL-6 成为预防糖尿病引起的血管损伤新治疗靶标的原因。Müller 细胞产生和释放促炎细胞因子，极大增加糖尿病视网膜中检测到慢性炎症的可能性，随病程延长，炎症也促进视网膜细胞的损伤。

（4）细胞因子对 DR 的延缓作用：有研究已经证明，IL-6 可以预防高血糖引起的 Müller 细胞功能障碍和凋亡，具有有益作用。这一结果与另一报道中视网膜中 IL-6 是一种重要的负责维持适当的神经元功能以及刺激神经保护作用的细胞因子的结论非常吻合。另外，用 IL-6 治疗可保护视网膜节细胞免受压力诱导而死亡。在视网膜脱离实验模型中，IL-6 的基因消融或中和导致光感受器细胞死亡显著增加，用外源 IL-6 治疗可导致外核层中光感受器密度的显著增加。

IL-6 的这些不同影响可归因于两个不同信号通路。经典的 IL-6 信号转导被认为是抗炎和保护性途径，由膜结合形式的 IL-6 受体（IL-6R）和普遍表达的糖蛋白 130（gp130）介导。只有表达 IL-6R 的细胞（如 Müller 细胞不是内皮细胞）才能通过经典 IL-6 信号转导。相反，IL-6 反信号是由 IL-6 与可溶形式的 IL-6 受体（sIL-6R）和 gp130 结合而介导的，被认为是促炎和促血管生成的途径。在糖尿病患者中，IL-6 水平升高与视网膜并发症之间存在相关性。但是否需要提高糖尿病患者的 IL-6 水平以保护其免受炎性环境的侵害，或者高水平的 IL-6 是否与高糖具有协同作用促进 DR 的发展仍有争议。

3. 糖尿病视网膜病变中的 Müller 细胞凋亡　Müller 细胞是否在糖尿病视网膜病变中出现凋亡一直引发争议。由于 Müller 细胞具备足够产生大量核糖核酸的能力，可认为其细胞特性较为稳定。然而，最近研究表明，随病程进展，Müller 细胞逐渐出现凋亡。当保护性生长因子含量下降时，糖尿病视网膜中 Müller 细胞凋亡频率迅速加快。

细胞凋亡是炎性细胞所驱动的细胞死亡类型，取决于 caspase-1 途径的激活。长期暴露于高血糖后，Müller 细胞显示出 caspase-1 活性增加以及 IL-1β 生成，最终出现细胞凋亡。虽然已知细胞凋亡的启动是由 caspase-1 和 IL-1β 驱动的，但细胞凋亡的执行阶段目前尚未完全了解。热解性细胞死亡的执行缺乏特异性标记，因此在体内鉴定因热解而死亡的视网膜细胞是一项艰巨的任务。用于检测凋亡细胞死亡的标记（如 TUNEL 染色）可能无法充分检测到磷酸化。有研究对健康和糖尿病视网膜中的 Müller 细胞进行计数，并确定糖尿病病程 7 个月时，约 15% 的 Müller 细胞凋亡。更为重要的是，体内抑制 caspase-1 或 IL-1β 途径可抑制糖尿病诱导的 Müller 细胞凋亡，其他几项研究也表明 Müller 细胞在高血糖环境中会出现凋亡。凋亡的 Müller 细胞体积通常增加，这与在凋亡过程中细胞凋亡不是萎缩的观点一致。为收集糖尿病视网膜中 Müller 细胞死亡证据，研究人员通过细胞死亡的早期标记，确定甘油醛 -3- 磷酸脱氢酶（glyceraldehyde-3-phosphate dehydrogenase，GAPDH）在糖尿病大鼠视网膜中的 Müller 细胞核中逐渐蓄积，GAPDH 核积累与细胞凋亡诱导密切相关。另外，有研究发现，Müller 细胞与光热细胞死亡一致，因此高血糖诱导的 GAPDH 核积累取决于 caspase-1/IL-1β 途径的激活。Müller 细胞死亡产生多重影响，对机体不利的方面包括 Müller 细胞死亡将导致血 - 视网膜屏障完整性的丧失、血管通透性的增加以及神经元和血管细胞神经保护作用的丧失，也有研究认为其与动脉瘤的形成有关，可作为糖尿病视网膜病变的临床特征。从对机体有利的方面来说，去除活化的促炎性 Müller 细胞可能是应对糖尿病视网膜中炎性环境日益严重的一种防御机制。综上所述，要确定 Müller 细胞凋亡的完整途径并确定所有 Müller 细胞是否同样受到高血糖的影响，还需要进行大量研究佐证。

（三）小胶质细胞与糖尿病视网膜病变

约 1/3 的糖尿病患者患有糖尿病视网膜病变，它是糖尿病的常见并发症，也是导致视力丧失的重要原因。最初，糖尿病视网膜病变被发现是一种微血管疾病，该领域的密集研究确定炎症和神经退化是糖尿病视网膜病变的一部分。小胶质细胞是视网膜中驻留的单核细胞，由于视网膜的不同细胞类型和不同的病理途径之间复杂的相互作用而被激活。糖尿病视网膜病变的触发因素是糖尿病引起的高血糖，并伴有白细胞淤积和血管渗漏。活化的小胶质细胞通过 NF-κB 和细胞外信号调节激酶信号通路介导的转录变化导致多种促炎介质的释放，包括细胞因子、趋化因子、半胱氨酸酶和谷氨酸的释放。此外，激活的小胶质细胞数量增加，并浸润到外层视网膜和视网膜下组织。在其他结果中，这些小胶质细胞的变化严重影响了视网膜神经元，导致细胞凋亡增加，随后神经纤维层变薄，最后导致视力丧失。甚至视网膜的改变在被诊断之前，新的潜在的治疗方法就需要去干预这些糖尿病并发症，以防止患者的神经细胞凋亡和失明。

小胶质细胞是中枢神经系统的巨噬细胞，来源于造血干细胞。中胚层髓样前体细胞在发育过程中进入视网膜，并在成人视网膜中分化为分支的实质小胶质细胞。这些小胶质细胞占中枢神经系统细胞的 5%～12%，可以通过它们识别 CD45（泛白细胞）、MHC Ⅰ 类和 MHC Ⅱ类的免疫反应。小胶质细胞是一群自我更新、寿命相对较长的先天免疫细胞。

分支的小胶质细胞又被称为静止的细胞。研究表明，分支的小胶质细胞参与了多个过程，并有助于组织和神经元的稳态。小胶质细胞具有保护性和纠正性，如小胶质细胞与神经元密切接触，以监测突触的功能状态和突触稳定性，确保健康的视力。小胶质细胞的突起不断地运动、伸展、收缩以及持续地扫描它们的微环境。此外，神经元表面表达小胶质细胞配体蛋白，如 Fractalkine 可被小胶质细胞表面受体（如 Fractalkine 受体）特异性识别。一方面，这些相互作用有助于控制小胶质细胞的功能；另一方面，小胶质细胞本身可以感觉到神经元的变化，并对微环境中非常细微的变化迅速做出反应。

小胶质细胞的激活是由细胞外信号决定的，包括神经元损伤、慢性神经变性、濒死细胞、细胞外脂多糖和核酸。这些信号被广泛分布的受体识别，如 Toll 样受体（TLR）和晚期糖基化终末产物受体。这些使小胶质细胞能够通过促炎核转录因子 NF-κB 的信号来检测病原体。NF-κB 移位之后是细胞因子和其他炎症介质的产生时期。

当病理性刺激存在时，多分支状小胶质细胞会经历一系列的定型、形态、表型和功能变化。在激活过程中，小胶质细胞开始增殖，形态由细长突起的分枝状态转变为胞体较大、突起较粗和较短的阿米巴状态。此外，小胶质细胞的免疫反应性和迁移特性也得到了增强。促炎和抗炎介质（白细胞介素、细胞因子、趋化因子、蛋白酶、一氧化氮和活性氧）的表达水平增加，小胶质细胞的吞噬活性也增加。

体外研究表明，小胶质细胞和其他巨噬细胞既可以成为促炎细胞（M1），也可以成为抗炎细胞（M2），但 M2 可以促进愈合。M1 小胶质细胞受 Th-1 细胞因子、干扰素 γ 或脂多糖诱导，高水平表达 IL-12、IL-23、肿瘤坏死因子 -α、IL-1β 和 IL-6。这些细胞具有神经毒性。M2 小胶质细胞由 Th-2 细胞因子，如 IL-4、IL-10 和 IL-13 诱导，高水平表达 IL-10。小胶质细胞负责吞噬和清除细胞碎片和坏死或凋亡的细胞。然而，在活体中，小胶质细胞具有中间表型，这表明 M1 和 M2 小胶质细胞之间的区别是模糊的，小胶质细胞可以调整它的表型来满足需求。

小胶质细胞的激活是一个高度调控的过程，数量取决于受影响的组织和功能障碍、损伤或感染的程度。正常情况下，小胶质细胞的激活具有保护性，但在一定条件下也可能导致中枢神经系统的损伤。小胶质细胞激活的失调可能导致严重的并发症，包括血管破裂、胶质细胞功能障碍和神经元死亡。此外，调节失调与许多疾病以及神经退行性变有关，这表明在某些条件下，激活可能会变得不适应。小胶质细胞参与了大多数中枢神经系统疾病，这些疾病的进展和愈合高度依赖于小胶质细胞的激活。小胶质细胞的变化在疾病的初期就已经发生了。

1. 视网膜中的小胶质细胞　作为中枢神经系统的一部分，能够抗原提呈、吞噬细胞碎片，发挥抵抗外界微生物刺激、调节免疫和修复组织损伤的作用。在成人视网膜中，分支小胶质细胞主要分布在视网膜内层，如神经纤维层、节细胞层和内外丛状层，而内核层很少见，外核层完全不存在。

在健康的视网膜中，小胶质细胞是正常视网膜生长、免疫系统、神经发生、突触修剪、控制发育、血管形成等所必需的，它通过与神经元、胶质细胞和内皮细胞相互作用，分泌生长因子和细胞因子来实现神经保护和免疫调节。在视网膜的发病机制中，小胶质细胞在感染、创伤和视网膜脱离中起重要作用。

炎症已经与许多其他视网膜疾病相关。在 DR 中，炎症可能是由白细胞黏附到视网膜血管系统和 BRB 的改变引起的。第一步可能是血管周围积聚活化的小胶质细胞。

2. 小胶质细胞活化在糖尿病视网膜病变中的作用 长期以来，大多数 DR 研究中对小胶质细胞的认识不足。但近年来的大量研究表明，小胶质细胞在 DR 中确实起着重要作用。高血糖、缺血、缺氧、血脂异常和内质网应激均可引起小胶质细胞的改变，但 DR 小胶质细胞的确切激活方式尚不清楚。

小胶质细胞在糖尿病视网膜病变中的激活已在患者中得到证实。DR 伴随细胞因子的增加，进一步激活小胶质细胞，导致小胶质细胞失控激活，参与神经毒性和组织损伤。高血糖通过增加 ROS 诱导 TLR2、TLR4 和 NF-κB 的表达，表明氧化应激在小胶质细胞活化中起主要作用。应用抗氧化剂（如 α- 生育酚）将是一种值得研究的治疗 DR 的方法。NF-κB 的激活导致细胞因子和其他炎症介质的进一步产生，缺氧诱导后活化的小胶质细胞中 NF-κB 增加，这是视网膜血管生成所必需的。

缺氧诱导因子 -1（HIF-1）是细胞对低氧水平做出反应的关键因子。缺氧诱导因子 -1α 亚基在低氧条件下稳定，与缺氧诱导因子 -1β 亚基结合，从而激活靶基因的转录。而靶基因参与细胞增殖、血管生成和细胞存活。特别是在高活性的光感受器中，HIF-1 尤为重要。研究发现，它具有结构性活性，并能保护视网膜免受损伤。HO-1 是缺氧诱导因子 -1α 的靶产物，激活 NRF2/HO-1 途径以降低氧化应激可能是治疗 DR 的一种有效方法。

ERK 的磷酸化也参与了小胶质细胞的激活，ERK 可以被不同的信号激活，并可能有不同的结果。例如，ROS 诱导的 ERK 的磷酸化对肿瘤坏死因子 -α 的表达很重要，血管内皮生长因子介导的 ERK 的激活对内皮细胞的生存和增殖很重要。人视网膜色素上皮细胞中的脂多糖（lipopolysaccharide, LPS）治疗激活了 ERK 信号转导，这是细胞因子基因转录所必需的。此外，ERK 的激活对于诱导 IL-6、单核细胞趋化蛋白 -1（monocyte chemoattractant protein-1, MCP-1）和 ICAM-1 的表达非常重要。据研究，视网膜中的高葡萄糖水平会增加 ERK 的磷酸化，同时链脲佐菌素诱导的糖尿病大鼠的视网膜色素上皮细胞增殖时，ERK 表达也增加。

视网膜小胶质细胞的激活包括增殖、迁移和形态变化。在链脲佐菌素诱导的糖尿病大鼠中，小胶质细胞的形态由分枝状变为阿米巴状。糖尿病视网膜病变的小胶质细胞数量增加，表明增殖或迁移增强。小胶质细胞通常不存在于外核层，但可迁移到外丛状层和感光层，而节细胞层的小胶质细胞数量较少。在另一项研究中，糖尿病大鼠的小胶质细胞密度没有增加，但激活的小胶质细胞数量增加了。小胶质细胞在 DR 中的激活，是神经保护性的还是神经毒性的仍未可知。在啮齿动物视网膜，小胶质细胞在糖尿病诱导后 1 个月开始活化，4 个月后小胶质细胞侵入内丛状层，14~16 个月后发现小胶质细胞迁移到外核和光感受器层。

在人视网膜中，小胶质细胞活化存在于 DR 的不同阶段，小胶质细胞数量增加，这些细胞迁移到视网膜内层，聚集在微动脉瘤和视网膜内出血区周围。在 DME 患者中，整个视网膜和视网膜下间隙发现了大量的小胶质细胞。在 NPDR 患者中，小胶质细胞数量增加并迁移到网状层；而在 PDR 患者中，小胶质细胞数量显著增加并聚集在缺血区周围。

第五章
糖尿病视网膜病变分子生物学

一、炎症反应

（一）概述

糖尿病视网膜病变（DR）是青壮年和老年人群失明的主要原因之一。有越来越多的证据表明，已确定的 DR 危险因素包括糖尿病病程、高血糖及高血压。而这些对解释 DR 的发病机制还是有限的，DR 发病机制尚不完全清楚。糖尿病可引起视网膜生理代谢异常，包括诱生型一氧化氮合酶（iNOS）亚型、环氧合酶 -2（COX-2）、细胞间黏附分子 -1（ICAM-1）、血管内皮生长因子（VEGF）、核因子 κB（NF-κB）的上调，进而引起一氧化氮、前列腺素 E_2（prostaglandin E_2，PGE_2）、白细胞介素 -1（IL-1）和细胞因子增加，导致血管通透性增加，白细胞黏附。这些变化表明，炎症的作用在 DR 发生发展中不可忽视。

越来越多的治疗方法研究表明，使用具有选择性的药物抑制剂能显著抑制 DR 早期阶段（特别是视网膜毛细血管闭塞和变性阶段）的发生发展。这些疗法的一个共同的特点是：它们可以抑制炎症介质的产生。局部炎症表现在 DR 发展中起重要作用，这一观点相对较新，迅速出现了大量支持这一假设的证据。

（二）炎症在 DR 早期的表现

DR 通常被认为是视网膜微血管病变，根据疾病的进展分为早期、非增殖期（背景期）、增殖期。近年来视网膜神经细胞也被发现参与糖尿病的进程。许多代谢分子异常引起的炎症反应已在糖尿病动物或患者的视网膜中被检测到，或出现于葡萄糖培养的视网膜细胞中。组织学上，DR 早期血管病变的特点是动脉微血管瘤的存在，毛细血管周细胞缺乏、毛细血管闭塞和退化。这些退化的毛细血管无灌流，因此视网膜灌注不断减少。

毛细血管闭塞和变性最初只发生在单一的、孤立的毛细血管，无临床意义，只有很少的毛细血管无灌注。然而，随着闭塞的毛细血管不断增加，视网膜灌注至少在局部已经减少。糖尿病视网膜毛细血管变性的机制包括由白细胞或血小板引起的血管腔闭塞或毛细血管内皮细胞因生化异常而出现的继发性死亡，或毛细血管内皮细胞死亡继发于附近的其他细胞的产生（如神经元或神经胶质细胞）。对 DR 动物的研究发现视网膜毛细血管变性以及周细胞和内皮细胞的凋亡，但视网膜模型微动脉瘤不常见。炎症是一种非特异性的损伤反应，涉及各种功能性及分子介质，包括白细胞的募集和激活。炎症通常在急性期具有有益的影响，但长期可有不良的影响。许多炎症蛋白在基因转录水平通过促炎转录因子的激活调控而表达增加（包括 NF-κB）。这些炎症转录因子的激活对炎症反应的加重和长期存在起着至关重要的作用。分泌炎症介质的蛋白会促进相关转录因子包括 NF-κB，激活蛋白 -1（activator protein 1，AP-1）、特异性蛋白 1（specificity protein，SP1）、PPAR-γ 和其他的核受体超家族成员的表达。炎性蛋白（包括环氧合酶 -2、白细胞介素 -1、肿瘤坏死因子 -α）通过 NF-κB 活化能加速脑和视网膜组织细胞损伤和死亡。

1. **核因子 κB（NF-κB）** 是一种广泛表达的诱导转录因子，是一种重要的参与哺乳动物炎症、免疫反应、细胞增殖和凋亡的基因调节方式。有证据表明，NF-κB 在 DR 早期阶段发病机制中起着重要的作用，有利有弊。首先，NF-κB 可通过抑制蛋白质的表达（如 iNOS 和 ICAM）阻止糖尿病引起的视网膜毛细血管变性。其次，抑制 NF-κB 同样能抑制视网膜病变的发展。例如，不同的抗氧化剂在抑制毛细血管变性和糖尿病大鼠视网膜周细胞丢失的同时，又可抑制糖尿病引起的视网膜 NF-κB 的激活。同样，低剂量的水杨酸（阿司匹林，水杨酸钠的中间体和柳氮磺吡啶）抑制 NF-κB 在糖尿病大鼠视网膜的活化，也能抑制炎症介质，如 iNOS 和 ICAM-1 的表达，从而抑制这些动物模型的毛细血管变性和周细胞丢失。阿司匹林可抑制前列腺素的产生，但水杨酸和柳氮磺吡啶较少有这种功能，这表明水杨酸抑制 DR 的进展主要是通过抑制前列腺素介导的。

泛素 - 蛋白酶体系统可以通过调节 NF-κB 和 NFκB 抑制蛋白（inhibitor-κ binding protein，IκB）的表达而影响 DR 的发生和发展。MG132 是一种泛素 - 蛋白酶体抑制剂，可以抑制 IκB 降解的泛素化，阻断 NF-κB 的活化，这可能在早期干预 DR 中发挥重要作用。

2. **诱生型一氧化氮合酶（iNOS）** 通过实验发现，交感神经切除术可增加非糖尿病大鼠视网膜 *iNOS* 基因及蛋白的表达，缺失交感神经的活动，如发生在糖尿病动物模型中，可能上调炎症蛋白在视网膜的表达。在糖尿病动物视网膜模型中会有一氧化氮产物水平升高（硝基酪氨酸、亚硝酸盐、硝酸盐）。对实验性糖尿病鼠和大多数糖尿病患者的研究发现，iNOS 在视网膜中表达上调。糖尿病亦引起一氧化氮合酶其他亚型表达的改变。对氨基胍的研究中发现，iNOS 可能在 DR 的发病机制中发挥作用。氨基胍是一种相对选择性 iNOS 抑制剂，并已发现其可抑制糖尿病引起的视网膜 NO 产生及 iNOS 表达。氨基胍也已被发现能在犬、大鼠和小鼠糖尿病模型中抑制糖尿病视网膜微血管病变的发展。然而，氨基胍也有其他作用，所以这种治疗方法不能绝对证明 iNOS 在糖尿病视网膜病变发病机制中的作用。在"应用 *iNOS* 基因缺陷的小鼠对 iNOS 在 DR 早期阶段发展中的作用"这项研究中，野生型糖尿病小鼠视网膜毛细血管发生了预期的恶化以及白细胞黏附增加和超氧阴离子的产生。相反，*iNOS* 基因缺陷的糖尿病小鼠则未发现这些结构或功能的异常。糖尿病大鼠视网膜内皮型一氧化氮合酶（endothelial nitric oxide synthase，eNOS）的表达上调也有报道，表明 eNOS 可能在糖尿病诱导的白细胞黏附和 / 或视网膜病变的发展中起到一定的作用。这可能由于缺乏该酶的特异性抑制剂，eNOS 缺失的原因还没有被实验证实。

3. **环氧合酶 -2** COX-2 的表达部分通过 NF-κB 调控。糖尿病动物模型中，诱导视网膜 COX-2 的表达可促进前列腺素的产生。研究表明，在糖尿病大鼠实验中视网膜前列腺素 E_2

（PGE₂）可被塞来昔布（一种选择性 COX-2 抑制剂）明显抑制，但不能被 COX-1 抑制剂所抑制，提示 COX-2 主要诱导糖尿病大鼠视网膜 PGE₂ 表达增加。通过抑制 COX-2 可使糖尿病视网膜前列腺素和血管内皮生长因子表达下调，使视网膜血管的通透性增加，白细胞黏附，并诱导高糖培养的视网膜内皮细胞的死亡。COX-2 抑制剂和美洛昔康能降低 eNOS 水平，抑制糖尿病视网膜 NF-κB 活化，还可在一定程度上降低视网膜 TNF-α 水平。美洛昔康对 DR 的组织学病变的影响尚无研究。非选择性 COX 抑制剂可以抑制犬和啮齿类动物糖尿病模型的视网膜病变的发展，以及使糖尿病鼠血管通透性增加。奈帕芬胺是一种环氧合酶抑制剂，可用于滴眼。研究发现其能抑制糖尿病引起的前列腺素的产生，还可阻止糖尿病大鼠视网膜血管白细胞黏附和凋亡细胞（如视网膜毛细血管内皮细胞、影细胞）数量的增加。

微 RNA（miRNA）是一类高度保守的非编码小 RNA，能够在转录后水平调节基因的表达。近年来越来越多的报道是关于 miRNA 和 DR 之间的联系。研究表明，*NF-κB*、*VEGF*、*p53* 基因的上调是 miRNA 构成关键，反映出 DR 早期的病理改变，但 miRNA 在 DR 中的确切作用仍未知。人们仍然致力于通过 miRNA 基因芯片技术，探讨 miRNA 差异表达对高糖环境下人视网膜毛细血管内皮细胞的影响。

4. 白细胞激活与内皮细胞损伤　白细胞对血管壁的吸引力和黏附是炎症过程的重要组成部分。在糖尿病动物视网膜中白细胞黏附明显增加，并可能导致 DR 的毛细血管无灌注区的产生。白细胞激活已报道可促进糖尿病（降低过滤）及视网膜毛细血管无灌注区的发展。也有证据表明，糖尿病视网膜血管的异常白细胞黏附是通过黏附分子进行的。

糖尿病可增加人类和动物视网膜 ICAM-1 的表达，使视网膜内皮黏附分子与单核细胞和中性粒细胞 CD18 黏附分子相互作用，从而导致视网膜血管内白细胞黏附。白细胞黏附被认为是糖尿病视网膜内皮细胞死亡的因素。应用原位灌注方法证实，偶尔在视网膜血管会被观察到毛细血管闭塞继发白细胞黏附，但目前还不清楚这是否发生在体内或是体外灌注。视网膜缺乏 ICAM-1 和 CD18 的糖尿病小鼠可免受糖尿病所致的白细胞淤滞，血管通透性的改变及视网膜毛细血管的变性，表明这些蛋白在 DR 早期阶段的发展中是很重要的。然而，它们是否在视网膜疾病的发展中导致毛细血管闭塞或其他一些机制还有待进一步探讨。

在啮齿动物糖尿病模型实验研究中，糖尿病视网膜血管渗漏、毛细血管无灌注及内皮细胞损伤在时间上和空间上与低白细胞涌入和持续的视网膜白细胞黏附密切相关。这种白细胞黏附由视网膜中性粒细胞 ICAM-1 上调及连同其同源整合素配体所介导。最后，通过 Fas/FasL 介导的细胞凋亡途径导致内皮细胞损伤和死亡。

在这种损伤的反应中，内皮细胞保持持续高速的细胞分裂，从而耗尽其再生能力，进一步加剧了由糖尿病引起的内皮前体细胞修复受损的血管能力的缺陷。炎症反应参与了 DR 的发生发展，包括白细胞的黏附增加，炎症转录因子的激活，巨噬细胞的浸润及新生血管的形成等。

（三）DR 发病的炎症分子

1. 血管内皮生长因子（VEGF）　是一种促炎分子，在新生血管形成和通透性增加中作用突出。VEGF 的表达在很大程度上由缺氧调控，但它在糖尿病早期亦增加，而在糖尿病早期，视网膜尚未出现明显的缺氧。DR 时炎症的产生依靠多种类型的细胞，包括神经细胞、Müller 细胞和周细胞。在正常猴眼中重复注射高浓度的血管内皮生长因子，视网膜的变化在某些方面类似于早期 DR 的结果，包括血管迂曲及微动脉瘤的形成。

2. **肿瘤坏死因子 -α（TNF-α）** 在 PDR 患者玻璃体内及糖尿病鼠视网膜中，一些炎性细胞因子，如 IL-1、TNF-α、IL-6、IL-8 表达增加，导致视网膜细胞的凋亡。TNF-α 是糖尿病的视网膜血管内皮细胞凋亡的重要介质。有证据表明，DR 时患者眼部新生血管膜、血小板和血浆或血清中 TNF-α 升高，在 PDR 患者中亦是如此。但另一项研究发现，TNF-α 水平在 PDR 和非炎症性视网膜病变玻璃体中无差异。DR 的敏感性与 TNF-α 基因多态性及 HLA-DR3、HLA-DR4 表型表达有关。此外，TNF-α 也存在于 PDR 眼组织细胞外基质、内皮细胞及血管壁中。

依坦西普是可溶性 TNF-α 受体，作为竞争性抑制剂可阻断 TNF-α 结合到细胞上。研究发现，依坦西普可降低糖尿病 1 周的大鼠视网膜血管白细胞黏附。依坦西普不能降低糖尿病视网膜 VEGF 水平，但可抑制视网膜血 - 视网膜屏障损伤及 NF-κB 的激活。

3. **细胞间黏附分子 1（ICAM-1）** 白细胞与 ICAM-1 在内皮细胞表面的结合是一个多步骤的过程，最终导致白细胞黏附到内皮细胞壁。ICAM-1 是一种介导白细胞黏附和迁移的多肽。由于 ICAM-1 免疫反应性在人类糖尿病视网膜血管增加，其可作为 DR 术后的一项观察指标。ICAM-1 上调由多种刺激造成，包括 VEGF 激活、PARP 激活、氧化应激、血脂障碍及部分通过 NF-κB 激活。

4. **内皮素 -1（endothelin 1，ET-1）** 是最强的血管收缩因子之一。高糖可激活甘油二酯（diacylglycerol，DAG）/PKC 通路，降低内皮细胞 NOS 活性，增加 ET-1 的表达，从而使视网膜血管收缩，导致局部缺血、缺氧。内皮素参与凝血功能障碍，对增生型糖尿病视网膜病变（PDR）的发展至关重要。一些研究指出，大鼠微循环血栓形成和兔弥散性血管内凝血（disseminated intravascular coagulation，DIC）样循环受 ET-1 的影响。此过程的一个重要因素是丝裂原活化蛋白激酶（MAPK）依赖的 ET-1 的产生。研究发现，ET-1 和 PKC 来源不同，均通过 PKC 途径发挥作用，因此 ET-1 和 PKC 相互作用可激活 PKC 通路。

5. **白细胞介素 -6（IL-6）** 临床报告显示，在玻璃体液内 IL-6 含量增加不仅存在于葡萄膜炎患者也存在于 DR、视网膜静脉阻塞、视网膜脱离患者中。实验动物研究表明，有其他因素如 IL-6 或 IL-6 家族其他蛋白质、白血病抑制因子（leukemia inhibitory factor，LIF）和睫状神经营养因子（ciliary neurotrophic factor，CNTF），也表达于视网膜中。IL-6、LIF 存在于 Müller 细胞，CNTF 存在于视网膜节细胞和血管周围的星形胶质细胞。这些内源性 IL-6 家族蛋白在血管系统炎症时表达上调。

细胞因子 IL-6 家族蛋白特异性受体激活跨膜受体 gp130，然后通过 Janus 激酶（Janus kinase，JAK）激活转录因子信号转导与转录激活因子 3（signal transducer and activator of transcription 3，STAT3）。STAT3 在转录水平调节各种分子，包括细胞因子信号传送阻抑物 3（suppressor of cytokine signaling 3，SOCS3）。SOCS3 通过抑制 JAK 和 STAT3 的活化负

反馈调节 STAT3。在视网膜中，SOCS3 在感光细胞、müller 细胞和视网膜节细胞中表达，并在这些细胞中抑制 STAT3 的激活。由于 STAT3 的活化进一步诱导 STAT3 的活化因子，如 IL-6 家族的配体，STAT3 激活和 SOCS3 水平之间的平衡，是炎症反应的一个关键因素。

（四）抗炎作用及抗炎药物的应用

1. **糖皮质激素**　是一种行之有效的抗炎化合物，可有效扭转或防止黄斑水肿的发展，目前广泛用于 DR 的治疗研究。一方面，糖皮质激素能有效逆转血管内皮生长因子诱导的动物视网膜通透性的改变。另一方面，糖皮质激素可通过诱导紧密连接的合成降低内皮细胞的通透性。最近的研究发现一种与典型的糖皮质激素反应元件不同的新型增强子元件，在表达该基因的启动子水平控制糖皮质激素基因的反应性。未来的研究可能会进一步揭示更具体的手段来控制紧密连接蛋白和阻隔性能蛋白的表达。

2. **非甾体抗炎药**（nonsteroidal anti-inflammatory drug，NSAID）　是世界范围内一种最常用的处方类抗炎药物。阿司匹林和其他化学相关的化合物，数十年来系统地用于镇痛、解热、抗炎，近年来用于眼局部制剂。这些药物已被证明可以增强散瞳、预防和治疗黄斑囊样水肿（cystoid macular edema，CME）与白内障手术术后炎症反应。此外，它们可以被用来减少屈光手术后疼痛和畏光、缓解过敏性结膜炎引起的瘙痒。非甾体抗炎药的发展中，在没有 COX-1 抑制剂产生不利影响的参与下，COX-2 抑制剂可缓解疼痛和炎症，但这种方法的优越性受到质疑。COX-2 抑制剂可以降低胃肠道毒性，但传统的非甾体抗炎药的肾毒性却无法避免。

3. **VEGF 相关药物在 PDR 中的应用**　临床和临床前研究结果表明血管内皮生长因子与 DR 的病理生理关系密切。VEGF 家族包括 VEGF-A、VEGF-B、VEGF-C、VEGF-D、VEGF-E 和胎盘生长因子，在血管生成和血管通透性中起着重要的作用。

目前临床应用的抗血管内皮生长因子药物制剂有 3 种，其中包括哌加他尼钠（一种 VEGF 异构体），它已被证明可阻碍 VEGF 与受体的结合，降低血管通透性，抑制新生血管的形成。美国食品和药物管理局（Food and Drug Administration，FDA）批准其用于治疗神经血管性年龄相关性黄斑变性（age-related macular degeneration，AMD）。VEGF 的抑制作用对眼部新生血管影响的研究（视觉）试验中证实了它的安全性和有效性。雷珠单抗是一种重组人源化抗体片段，结合各型血管内皮生长因子，而贝伐单抗是一种重组人源化抗体，亦是 VEGF 异构体。雷珠单抗注射液目前获 FDA 批准用于治疗新生血管性 AMD，而贝伐单抗用于各种眼科基础研究。贝伐单抗大型临床试验目前正在进行中，如 AMD、DME 和静脉闭塞，但其安全性和有效性仍有待证实。

二、氧化应激

糖尿病视网膜病变（DR）是一种严重威胁糖尿病患者视力的并发症，其主要发病机制是高血糖所致视网膜微血管的改变，血糖浓度升高是许多分子变化的前兆，导致微血管病变等各种反应。氧化应激的原因可能是自由基产生的稳态平衡被打破,这种失衡与 DR 的病理生理学有关。自由基的过度形成几乎影响到正常人生理过程涉及的所有途径。因此,高血糖引起的氧化应激是与生化变化相关的因素之一,这些变化进一步导致了 DR。

(一) 自由基

氧化应激是一种在自由基的形成和破坏之间存在不平衡的病理状态。自由基是指在其最外层价态壳中含有单个未配对电子并具有独立存在能力的化学物质。由于这种未配对电子的存在,自由基很容易发生化学反应,包括其他化合物提供或接受电子。由于线粒体中的电子传递链反应、各种代谢过程以及其他一些途径(如暴露于某些外源物质如 X 射线、臭氧、吸烟、各种类型的大气污染物和大量工业化学品等),细胞内有规律地形成各种类型的自由基,但受到自由基清除机制和抗氧化剂的控制。含有氧原子的自由基是最有效的自由基,如超氧自由基、羟自由基和过氧化氢自由基,这些自由基通常被称为有剧毒的活性氧(reactive oxygen species,ROS)。当自由基大量形成,或者抗氧化剂(如维生素 A、C 和 E、谷胱甘肽、α- 硫辛酸、类胡萝卜素、大量生物类黄酮),抗氧化剂矿物质(如铜、锌、锰和硒)或其他自由基降解机制(如超氧化物歧化酶、谷胱甘肽过氧化物酶和谷胱甘肽还原酶等清除自由基)不能破坏自由基时,就会出现氧化应激的情况。任何破坏自由基形成速率和清除速率平衡的情况都会引起氧化应激,并最终损害细胞。

(二) 自由基对我们身体的影响

虽然体内形成的自由基数量有限,但人体免疫系统将利用这些自由基(特别是超氧自由基)来破坏入侵细胞的微生物,这种破坏的本质是自由基的反应性。然而,随着自由基数量的增加,其毒性对人体细胞有致命危害。自由基对细胞造成多种形式的损伤,包括脂质过氧化反应破坏细胞膜、线粒体损伤从而破坏三磷酸腺苷(ATP)分子的形成、蛋白质结构损伤,从而损害各种酶和受体的生理功能,导致有关生物分子及其相关生化途径的异常,以及脱氧核糖核酸(deoxyribonucleic acid,DNA)的结构损伤导致基因顺序发生突变。自由基上述作用破坏了维持生命重要途径所需的各种正常生理过程。

(三) 高血糖在氧化应激发生发展中的作用

在探讨氧化应激如何导致 DR 进一步发展之前,首先讨论高血糖如何引起氧化应激。葡萄糖主要通过两条途径代谢——糖酵解和柠檬酸循环。在这两条途径中,二氧化碳和还原型烟酰胺腺嘌呤二核苷酸(reduced nicotinamide adenine dinucleotide,NADH)、还原型黄素腺嘌呤二核苷酸(reduced flavin adenine dinucleotide,FADH2),分别作为代谢副产物形成。NADH 和 FADH2 在电子传递链反应中起着重要的供电子作用,促进 ATP 的生成,同时将氧还原为超氧自由基。生理上这种还原反应每天都会有自由基形成。但是,自由基生成量少,并通过各种自由基清除机制和抗氧化剂清除。然而,随着葡萄糖浓度的增加,糖尿病病程中会产生过量的 NADH 和 FADH2,进入电子传递链后产生过量的超氧阴离子自由基，从而使自由基动态平衡失衡，最终导致氧化应激。在高血糖期间，葡萄糖自氧化有多种形式，导致线粒体膜上形成一个电压梯度。随后，在达到电压阈值后，复合物Ⅲ内的电子在电子传递链中的传递被阻断。电子传递的中断导致其在辅酶Q处积累，从而将积累的电子提供给细胞中存在的分子氧，进一步导致超氧自由基的形成。因此，线粒体成为高血糖时产生超氧阴离子自由基的主要场所，从而导致氧化应激。

肥胖在2型糖尿病的病因中尤为重要。肥胖是胰岛素抵抗的最大危险因素之一，其分子机制是肥胖引起炎症。脂肪组织主要由脂肪细胞组成，可以释放单核细胞趋化蛋白-1（MCP-1），其功能是招募巨噬细胞，导致其在脂肪细胞中积聚。募集的巨噬细胞进一步释放多种炎症介质，如肿瘤坏死因子-α（TNF-α）、白细胞介素-6（IL-6）和白细胞介素-1β（IL-1β）。这进一步引起诱生型一氧化氮合酶（iNOS）的诱导作用，导致过量的一氧化氮分泌。一氧化氮与超氧自由基（线粒体电子传递链反应产生）反应生成过氧亚硝酸盐，过氧亚硝酸盐是最具活性的物质之一。过氧亚硝酸盐增加氧化应激，导致亚硝化和其他翻译后修饰，如各种蛋白质的酪氨酸硝化。胰岛素发生上述翻译后修饰导致胰岛素抵抗。此外，胰岛素抵抗也可通过巨噬细胞在肝细胞中的募集来介导肥胖。募集的巨噬细胞在肝细胞内诱导细胞内炎症反应，导致核因子-κB（NF-κB）、c-Jun氨基端蛋白激酶/应激激活的蛋白激酶（c-Jun N-terminal protein kinase/stress-activated protein kinase，JNK/SAPK）的激活，并诱导细胞因子信号转导抑制因子3（SOCS3）的产生。JNK/SAPK通路的激活导致肝脏炎症，其后果是肝脏脂肪变性（脂肪沉积在肝脏中）、脂质过氧化和肝细胞凋亡。肝脏脂肪变性导致脂肪细胞在肝脏沉积，募集更多巨噬细胞，增强炎症反应。由于肝细胞是胰岛素受体的主要细胞之一，其凋亡降低了对胰岛素的应答，因此，在脂肪细胞直接诱导炎症反应的过程中产生胰岛素抵抗。此外，肥胖诱导的胰岛素抵抗还有其他几种分子机制，包括蛋白激酶Cθ（protein kinase C theta，PKCθ）的激活和骨骼肌中的JNK/SAPK通路的激活。PKCθ与脂肪诱导的胰岛素抵抗有关，PKCθ基因敲除小鼠的动物模型表明，PKCθ基因敲除小鼠的骨骼肌中没有胰岛素抵抗的进展。另外，JNK/SAPK通路的激活可诱导骨骼肌胰岛素抵抗。因此，肥胖会使各种胰岛素靶器官，如肝脏和骨骼肌，对胰岛素刺激失去敏感性，导致胰岛素抵抗。因此，肥胖通过双重机制引起氧化应激，即通过增加炎症（随后释放活性物质）和介导高血糖诱导的氧化应激。

（四）氧化应激所致糖尿病视网膜病变的研究进展

氧化应激在DR中起重要作用。电子传递链反应过程中产生的ROS在正常范围，且能被各种自由基清除机制及时清除的情况下不会伤害人体细胞。然而，ROS水平升高对身体的各种结构单元构成了重大威胁。高血糖通过各种机制导致ROS过度生成，诱导各种蛋白质、脂膜、DNA的损伤，并破坏正常的细胞生理学。人类视网膜极易受到氧化应激的损害，为证明视网膜易发生氧化应激而提出的各种观点中，广泛认同的是视网膜组织中存在高比例的脂质。然而，视网膜的大量供氧也是造成这种情况的原因。视网膜光感受器的解剖结构由二十二碳六烯酸（docosahexaenoic acid，DHA）组成，DHA是视网膜中含量最丰富的ω-3脂肪酸，它主要由长链多不饱和脂肪酸（long-chain polyunsaturated fatty acids，LCPUFA）组成。DHA 存在于视网膜中，对视力发育必不可少，DHA 的缺乏可能是导致视力丧失的原因。DHA 通过介导视觉传导通路和调节视网膜感光细胞中视紫红质的正常功能而发挥视觉调节作用。此外，光感受器细胞的分化也受 DHA 的调控。然而，DHA 的不饱和性质使其结构容易受到各种反应物的影响（如自由基），这些反应物通过引发脂质过氧化来破坏类脂细胞结构。由于视网膜富含氧气，容易发生上述反应，并产生脂质过氧自由基，这种自由基在性质上高度不稳定，因此进一步与另一种脂肪酸分子发生反应，生成额外的脂肪酸自由基，再与分子氧反应生成另一种脂质过氧自由基。上述循环反应重复产生脂肪酸自由基和脂质过氧化物自由基，直到不饱和脂肪酸（如 DHA）的所有分子都发生氧化变性，导致视网膜细胞降解。此外，视网膜细胞光感受器中发色团的存在增加了视网膜对氧化应激损伤的敏感性。由于发色团是光吸收的区域，暴露在阳光紫外线辐射下，发色团异构化后诱导视网膜产生自由基，导致进一步的细胞损伤。因此，可证明视网膜对氧化应激诱导的损伤非常敏感。

许多途径/机制都受到高血糖诱导的氧化应激的影响，为解释氧化应激诱导的视网膜细胞改变进一步影响与糖尿病视网膜病变的发病机制相关的几种途径，提出了多种分子机制：

1. 氧化应激激活多元醇通路　多元醇通路是以山梨醇作为中间产物的细胞内代谢过程，在糖尿病视网膜病变过程中形成一种极易受损的中间产物，所以与 DR 的进展密切相关。随着血糖水平升高而激活，由醛糖还原酶和山梨醇脱氢酶两种酶组成，这两种酶在身体不同组织中含量较高。通过该途径，葡萄糖代谢发生如下变化：①首先利用还原型烟酰胺腺嘌呤二核苷酸磷酸（reduced nicotinamide adenine dinucleotide phosphate，NADPH），在醛糖还原酶的作用下，将葡萄糖转化为山梨醇；②利用辅因子 NAD^+，在山梨醇脱氢酶的作用下，将山梨醇进一步转化为果糖。

细胞膜对山梨醇具有高度的不渗透性，阻止了山梨醇的外流。虽然一定量的山梨醇会转化为果糖，但其余山梨醇不会发生进一步的反应。未反应的山梨醇不能从细胞膜外排，导致其在细胞内积累，最终由于渗透失衡损伤细胞。山梨醇诱导细胞死亡的确切机制尚不清楚，但能对 DR 相关的大多数细胞损伤做出解释，并促进 DR 进展。

在高血糖诱导氧化应激的过程中，线粒体产生过量的超氧阴离子自由基，主要通过两种机制增加多元醇通路的通量。①谷胱甘肽是一种重要的抗氧化剂，可以清除各种途径形成的自由基。NADPH 是还原型谷胱甘肽再生所需的辅因子。高血糖时，线粒体增加了对 NADPH 的利用，抑制谷胱甘肽的再生，导致氧化应激增加。②谷胱甘肽氧化程度的降低会按一定比例增加醛糖还原酶的活性，从而诱导多元醇通路通量。醛糖还原酶降低某些谷胱甘肽调节基因的表达，诱导谷胱甘肽下调导致氧化应激增加，建立了氧化应激和多元醇通路之间明确的相互联系。这两种机制相互促进，即线粒体产生的氧化应激增加了多元醇通路的通量，而多元醇通路通量本身又进一步提高了氧化应激，由此得出结论：多元醇通路通量的增加是氧化应激诱导视网膜细胞损伤并导致糖尿病视网膜病变进展的机制之一。

2. 氧化应激增加晚期糖基化终产物（AGE）及其受体（RAGE）的表达　多元醇通路产生的果糖是 AGE 形成的主要前体之一。AGE 是各种糖分子糖基化反应的最终产物。正常人体也有 AGE 积累，但速度极其缓慢。在糖尿病患者中，体内葡萄糖含量增多，导致

AGE 积累速度增快。每种糖形成 AGE 的速率不同，葡萄糖的糖化速率很慢，果糖的糖化速率很快。果糖是典型的糖化剂之一，大部分 AGE 由果糖产生。果糖首先磷酸化为 3- 磷酸果糖，然后分解为 3- 脱氧葡萄糖苷（3-deoxyglucosone，3-DG）。3-DG 是糖尿病患者中最常见的高级糖基化终产物之一。糖尿病大鼠模型的晶状体中存在 3- 磷酸果糖，证明 AGE 参与糖尿病视网膜病变的病理生理过程。3- 磷酸果糖一般不存在于正常的晶状体中，糖尿病大鼠眼晶状体中检测到 3- 磷酸果糖的存在，推测其（或其随后的分解产物）可能与糖尿病视网膜病变的进展有关。醛糖还原酶抑制剂，如索比尼、非达司他和托瑞司他，通过阻止果糖的产生和抑制糖尿病视网膜病变的进展来限制 AGE 的形成，证实 AGE 在疾病发病机制中的重要作用。所以，晚期糖基化终末产物确实与糖尿病视网膜病变的进展密切相关。

AGE 与其受体（RAGE）结合会产生各种损伤效应。氧化应激直接增加了 RAGE 的活性，高血糖诱导的氧化应激增加了 AGE 在体内的含量。高血糖时产生的活性氧诱导多元醇通路中产生的果糖及其糖酵解过程中形成的其他代谢物（如甘油醛和二羟丙酮）的自氧化，导致甲基乙二醛的形成，这是一种高活性的二羰基化合物，通常在各种代谢途径中有少量生成。各种 ROS 介导的自氧化过程增加了细胞内甲基乙二醛的浓度，由于其高反应性，甲基乙二醛与各种氨基酸，如半胱氨酸、赖氨酸和精氨酸反应，产生几种甲基乙二醛衍生的高级糖基化终产物，称为甲基乙二醛衍生的氢咪唑啉酮（methylglyoxal-derived hydroimidazolones，MG-H）。MG-H 与 RAGE 结合并引起各种糖尿病血管并发症。此外，甲基乙二醛通过介导 NF-κB 途径增加 RAGE 表达。甲基乙二醛增加了转录因子 NF-κB 与 RAGE 启动子的结合，并增强了激活蛋白 -1（activator protein-1，AP-1）转录因子与 RAGE 配体的亲和力，从而增强了 RAGE 的反应性，RAGE 在视网膜细胞中的激活可诱导多种促炎反应。综上所述，氧化应激增加晚期糖基化终末产物的形成，并增加 RAGE 的表达，诱导视网膜细胞的各种损伤，从而促进 DR 的进展。

3. 氧化应激诱导蛋白激酶 C（PKC）过度激活　蛋白激酶 C 是激酶家族的成员之一，主要进行可逆的磷酸化反应。可逆磷酸化反应中的磷酸基转移主要发生在高能底物向低能分子的转移，PKC 还参与许多在脂质水解过程中必不可少的信号转导。PKC 由一个单一的多肽链组成，N- 末端称为调节区，为 20 ~ 40KDa，C- 末端称为催化区，约为 45KDa。PKC 在某些因素的刺激下激活，如 DAG 或 Ca^{2+}。在 G 蛋白偶联受体（G-protein coupled receptors，GPCR）中，PKC 的生理激活是通过三磷酸肌醇 - 甘油二酯（inositol triphosphate-diacylglycerol，IP_3-DAG）途径进行的，在此过程中，合适的配体与 G 蛋白偶联受体结合，导致磷脂酶 C-γ（phospholipase C-γ）磷酸化，引起 PKC 激活。这种活化形式催化磷脂酰肌醇 -4，5- 二磷酸（phosphatidylinositol 4,5-bisphosphate，PIP_2）水解为三磷酸肌醇（IP_3）和 DAG。IP_3 引起胞内储存的 Ca^{2+} 的动员和释放，而 DAG 则通过 Ca^{2+} 催化激活 PKC。各种氧化应激诱导 PKC 过度活化：高血糖诱导的氧化应激过程，产生过量活性氧，特别是超氧自由基。ROS 增加一氧化氮与甘油醛 -3- 磷酸脱氢酶（GAPDH）的反应性，糖酵解过程中 GAPDH 将甘油醛 -3- 磷酸（也称为磷酸三糖）转化为 1,3- 二磷酸甘油酸。NAD^+ 和 GAPDH 之间形成共价键，导致 GAPDH 失活，阻止甘油醛 -3- 磷酸转化为 1,3- 二磷酸甘油酸，使糖酵解途径紊乱，甘油醛 -3- 磷酸（DAG 的前体）在细胞内积累，最终导致 DAG 的形成。所以过量 DAG 上调 PKC 的活性。通过介导上述反应，氧化应激诱导 PKC 过度激活。

PKC 在调节细胞膜结构、引导转录、调节各种免疫反应、调节细胞生长发育、使各种受体失敏等方面发挥着重要作用。高血糖诱导氧化应激时，激活 PKC，PKC 强有力地促进多种血管活性物质和细胞因子的产生，进而导致血管生成，进一步解释了 DR 的进展。例如，转化生长因子 -β1（transforming growth factor-beta 1，TGF-β1）表达增加导致细胞外基质堆积；纤溶酶原激活物抑制物 -1（plasminogen activator inhibitor-1，PAI-1）表达增加导致纤溶和血管闭塞；NF-κB 表达增加引起炎症反应。上述因子 / 介质（VEGF、TGF-β1、PAI-1 和 NF-κB）的表达增加，通过诱导血管生成、细胞外基质积聚、纤维溶解和剧烈炎症反应等多种病理过程介导各种血管并发症的发生。氧化应激诱导的 PKC 过度激活会引发各种损伤，促进 DR 的进展。

4. 氧化应激导致视网膜内皮细胞凋亡　　DR 与视网膜血管细胞凋亡有关，高血糖诱导的氧化应激是 DR 的主要原因。高血糖诱导的氧化应激中，由于线粒体功能障碍和超氧阴离子自由基水平升高，半胱氨酸蛋白酶（如 caspase）、细胞色素 C、凋亡诱导因子（apoptosis-inducing factor，AIF）和凋亡蛋白酶激活因子 -1（apoptotic protease-activating factor-1，APAF-1）等多种因子释放到视网膜内皮细胞细胞质内，引起多种改变，导致细胞凋亡。这些因子的促凋亡作用：

（1）caspase 是半胱氨酸蛋白酶的一种，对氧化应激极其敏感，是调节细胞凋亡的主要前体因子，参与视网膜细胞凋亡的初始和执行阶段。caspase 抑制后也能预防细胞凋亡，证实 caspase 在视网膜细胞凋亡的初始和执行阶段有重要作用。caspase 中参与细胞凋亡的主要是 caspase-2、caspase-8、caspase-9 和 caspase-10，参与其执行的是 caspase-3、caspase-6 和 caspase-7。

（2）细胞色素 C 是线粒体释放的前体因子，能激活 caspase 介导的细胞凋亡。其释放机制有：体积依赖性的线粒体通透性转变（mitochondrial permeability transition，MPT）机制，包括线粒体肿胀，从而导致线粒体内外膜间隙细胞色素 c 的释放；caspase-2 介导的细胞色素 C 释放，由下游 caspase 以及其他几种机制激活完成。

（3）AIF 是黄蛋白家族成员之一，激活 caspase 诱导的视网膜内皮细胞凋亡通路。当线粒体通透性转换孔（mitochondrial permeability transition pores，MPTP）打开后，AIF 对某些刺激做出反应，从线粒体释放出来。AIF 在进入细胞核之前释放到细胞质中。AIF 作用于核 DNA，与内切酶 G（一种次要的线粒体蛋白）结合，使大量的 DNA 分子裂解，从而导致内皮细胞凋亡。

凋亡蛋白酶激活因子 -1（APAF-1）是细胞色素 C 的结合因子，可激活 caspase，在细胞凋亡过程中起着至关重要的作用。多项研究均得出同样结果，如：① APAF-1 基因缺陷小鼠动物模型对脑细胞凋亡具有较强的抵抗力；② APAF-1 缺陷细胞对诱导凋亡的多种刺激反应较弱，caspase-2、caspase-3 和 caspase-8 表达下调，说明 APAF-1 在介导内皮细胞凋亡中有重要作用。

氧化应激介导的凋亡导致视网膜内皮细胞的破坏以及各种炎症反应，如细胞因子的激活、白细胞介素和各种生长因子的释放。这些反应与 PKC 上调所释放的其他炎症介质如血管内皮生长因子的作用相结合，在已破坏的内皮细胞部位表现出严重的炎症反应，炎症的累积效应导致血管渗漏和玻璃体积血。糖尿病视网膜病变的特征是血管内容物渗漏导致黄斑水肿，得出结论：氧化应激介导的视网膜内皮细胞凋亡促进 DR 的进展。

5. 氧化应激破坏黄斑色素　视网膜的中央部位有一个色素沉着区域即黄斑，负责中央视觉。黄斑的有机色素，统称黄斑色素，主要由类胡萝卜素，如叶黄素和玉米黄质组成。黄斑色素排列在一层致密视网膜组织中，称为视网膜色素上皮。黄斑色素除了保护视网膜免受光毒性外，在生理上有助于提高视力。暴露在阳光中的紫外线（ultraviolet, UV）辐射下，视网膜中会形成自由基。叶黄素和玉米黄质作为抗氧化剂，除了预防老年性黄斑变性和糖尿病黄斑病变等多种疾病外，还可以保护视网膜细胞免受紫外线照射下的自由基损伤。但是高血糖诱导的氧化应激导致黄斑色素产生各种破坏性的改变，通过介导某些线粒体信号通路诱导视网膜色素上皮细胞凋亡。在高血糖诱导的线粒体功能障碍过程中，氧化应激调节 MPTP，增加线粒体膜通透性，释放细胞色素 C 和其他凋亡介导因子（如 caspase、AIF 和 APAF-1），导致视网膜色素上皮细胞凋亡，其方式与视网膜内皮细胞相同。视网膜色素上皮细胞的凋亡使黄斑色素恶化，阻碍视网膜脂质膜对自由基损伤的保护。最终，高血糖增加氧化应激，增加分流，从多种途径破坏视网膜细胞结构。此后，叶黄素和玉米黄质的抗氧化保护屏障作用在黄斑色素破坏时受到损害，表现为氧化应激诱导的损伤，导致糖尿病黄斑病变，通过诱导黄斑水肿进一步导致广泛的黄斑损伤，从而影响整个视网膜，最终导致糖尿病视网膜病变。

6. 氧化应激导致炎症　体内炎症反应主要由氧化应激引起。各种自由基的产生严重破坏类脂细胞膜和细胞器，并破坏各种结构蛋白，刺激细胞因子的释放，通过诱导下列变化介导炎症反应：

（1）细胞因子可激活 IL-1、IL-6、IL-8、TNF-α 等多种白细胞介素，从而增强炎症反应，导致玻璃体液含量增加。提示细胞因子介导的炎症反应是糖尿病视网膜病变期间水肿的机制之一。

（2）细胞因子诱导的中性粒细胞在炎症部位的募集解释了氧化应激诱导的炎症反应造成的损伤，可导致糖尿病视网膜病变的进展，原因如下：①巨噬细胞和其他吞噬细胞激活时导致内皮细胞受损；②视网膜毛细血管膜渗透性增加，导致视网膜周围区域细胞外基质积聚和水肿。

（3）在各种自由基水平升高的刺激下，NF-κB 的释放会导致细胞因子和其他炎症介质（如一氧化氮和前列腺素）的过度释放。一氧化氮是一种血管扩张剂，它的释放导致液体在视网膜中的积累和滞留。增生型糖尿病视网膜病变时，视网膜中前列腺素，特别是前列腺素 E_2（PGE_2）浓度显著升高，并与 VEGF 等炎症介质及多种细胞因子密切相关。

（4）白细胞介素 -1（IL-1）的释放上调环氧合酶 -2（COX-2），COX-2 催化前列腺素 E_2 的产生。IL-1、COX-2 和 PGE_2 之间的相互联系在糖尿病视网膜病变的发展过程中起着关键性的作用。据推测，COX-2 还可引起血管内皮生长因子和一氧化氮表达的改变。前者启动并维持血管生成，后者诱导视网膜血管扩张，从而导致液体滞留。因此，当 COX-2 被激活时，血管内皮生长因子和一氧化氮均会过度表达，并在糖尿病视网膜病变的发病机制中起重要作用。

由此可见，高血糖诱导的氧化应激引起并放大了视网膜内皮细胞炎症反应，导致内皮功能障碍、新生血管生成、内皮细胞膜通透性增加、基底膜增厚等多种损伤，最终促进DR 的进展。

三、神经营养因子

糖尿病是一种具有破坏性的疾病。DR 患者的早期视网膜神经病变与脑源性神经营养因子（BDNF）的表达降低有关。视网膜节细胞（RGC）病变是一种伴有 RGC 死亡和轴突变性的进行性视神经病变，也是老年人群失明的主要原因。截至 2000 年，糖尿病患者约为 1.71 亿人，占全球人口的 2.8%。2010 年美国一项调查发现，20 岁以下的糖尿病患者约为 21 万人。

有关糖尿病神经退行性变的研究表明，RGC 数量受多种因素的影响，包括缺血、氧化应激、营养因子耗竭、兴奋性毒性、眼压升高、神经炎症及醛糖还原酶抑制等。早期糖尿病视网膜神经病变与脑源性神经营养因子的表达降低有关，其原因可能是 DR 患者和糖尿病大鼠模型中的轴突运输减少。RGC 神经病变是一种进行性的视神经病变，伴有 RGC 死亡和轴突变性，且 DR 患者的 RGC 神经病变是不可逆转的，与永久性视力丧失直接相关。因此，目前急需开发改善受损 RGC 并抑制 RGC 丧失和轴突变性进展的神经保护疗法。

（一）神经营养因子概述

生长因子包含 3 个亚类家族：①神经营养因子，如神经生长因子（NGF）、脑源性神经营养因子（BDNF）、神经营养因子（neurotrophic factor，NT）-3 和神经营养因子 -4/5（NT-4/5），作用于神经元和非神经元细胞；②神经生成细胞因子，如睫状神经营养因子（ciliary neurotrophic factor，CNTF）；③成纤维细胞生长因子（fibroblast growth factor，FGF），分为酸性 FGF 和碱性 FGF。神经营养因子与特定类别受体的亲和力具有显著同源性（≥ 50%）。具有神经营养活性的蛋白质是 aFGF、bFGF、BDNF、CNTF，白细胞介素 -1、白细胞介素 -3 和白细胞介素 -6、NT-3、NT-4/5、NGF、神经胶质细胞系衍生的神经营养因子（glial cell-derived neurotrophic factor，GDNF）以及胰岛素和胰岛素样生长因子（insulin like growth factor，IGF）。具有神经营养活性的蛋白质有肝素结合神经营养因子（heparin-binding neurotrophic factor，hbnf）、胆碱能神经元分化因子（cholinergic neuron differentiation factor，CDF）、表皮生长因子（epidermal growth factor，EGF）、蛋白酶连接蛋白 I（protease nexin I）和蛋白酶连接蛋白 II，以及转化生长因子 α（transforming growth factor alpha，TGF-α）。神经营养因子为神经元细胞生存提供支持和营养作用，促进其生存发育，由靶组织分泌，以防止相关神经元细胞的死亡，神经营养因子也诱导祖细胞分化形成功能性神经元。

第一生长因子家族由 NGF、NT-3、NT-4/5、NT-6、NT-7 和 BDNF 组成。NT-6 和 NT-7 的基因仅在鱼类中被发现，并可能不存在禽类或哺乳动物的直系同源物。NT-6 和 NT-7 作用于不同类型的神经细胞，如皮质或海马神经元以及基底前脑胆碱能神经细胞。

在研究目标组织缺失及生存因素对运动和感觉神经元产生的不利影响时，研究人员发现了第一种神经营养蛋白 NGF。从猪脑中提炼出的第二种神经营养因子——BDNF，是对 NGF 不产生反应的神经元存活因子。神经营养因子是彼此密切相关的蛋白质，作为感觉和交感神经元的存活因子，可以控制周围和中枢神经系统的发育、功能和神经元的存活。哺乳动物神经营养因子均激活原肌球蛋白相关激酶（tropomyosin-associated kinase，Trk）受体家族的一种或多种酪氨酸激酶受体（TrkA、TrkB 和 TrkC），从而刺激和控制神经发生。

第二生长因子家族是 GDNF 配体家族，其由 GDNF、神经生长因子抗体和青蒿素组成。GDNF 配体家族是具有 7 个相似间隔的保守半胱氨酸残基的转化生长因子 -β（TGF-β）家族的远亲成员。作为神经营养蛋白，GDNF 样生长因子负责感觉和交感神经元的发育和维持，属于 GDNF 家族蛋白。GDNF 和 NTN 也负责肠神经元的存活和发育，NTN 也与副交感神经元的存活有关。

（二）神经营养因子的功能

在发育过程中，神经营养因子在保护目标器官的功能方面起着重要作用，与脊髓运动神经元的骨骼肌防止神经细胞死亡的作用类似。并且神经营养因子在维持神经元状态中也起着重要作用。神经营养因子调节神经元的生长、蛋白质的合成以及神经元合成神经递质的能力。神经递质是神经元与其他神经元或与其他靶标（肌肉、腺体等）传递信息的化学物质。

神经营养因子除了内源性存在外，还可以进行外源性给予。外源性给予神经营养因子可以预防由多种原因引起的神经细胞死亡，包括神经损伤、脑外伤或接触毒素，还可以促进神经元的生长、维持功能和代谢。具有类似神经营养因子作用的蛋白质种类较多，但体内两个主要的蛋白质家族是经典的神经营养因子。神经系统损伤的许多实验模型，如神经退行性疾病模型证实，神经营养因子家族的成员具有维持和营养的作用。

（三）神经营养因子对视网膜细胞死亡和再生的作用

视网膜发育后发生自然细胞死亡，外核层（outer nuclear layer，ONL）和内核层（inner nuclear layer，INL）的视网膜神经元不同亚型发生不同类型的细胞死亡。与出生当天细胞总数相比，约 7.8% 的无长突细胞，24.5% 的 INL 中的细胞和 8.6% 的视网膜节细胞层（retinal ganglion cell layer，GCL）中的细胞发生了变性。

目前尚未确定神经营养因子是否能调节视网膜中的细胞凋亡，新生大鼠视网膜中的 NT-4/5 可抑制细胞凋亡，但 NT-4 对大鼠视网膜外植体细胞凋亡中的视网膜神经元发育未体现出保护作用。BDNF 可控制鸡视网膜的细胞凋亡，但在小鼠视网膜中，RGC 数量不受 BDNF 信号介导的影响。BDNF 过表达可增加成人多巴胺能无长突细胞的数量，但阻断视网膜中 TrkB 并未影响多巴胺能无长突细胞的数量。NT-3 对实验动物出生后 2 周内出现的视网膜细胞凋亡无明显影响，但 NT-3 过表达在实验动物出生后第 4 天促进了多巴胺能无长突细胞的有丝分裂，而对出生前的有丝分裂没有影响。因此，野生型视网膜中无长突细胞生成的高峰期约为出生后的第 4 天。

目前研究确定了 DR 患者发生 RGC 神经病变的原因以及治疗 RGC 神经病变的最佳方法。人类视网膜研究结果表明，糖尿病患者体内线粒体和胱天蛋白酶依赖性细胞死亡途径与 RGC 变性有关。DR 眼球中 c-Fos/c-Jun（激活蛋白 -1）和 c-Jun 氨基端蛋白激酶（JNK）的表达均与神经元细胞死亡有关。糖尿病患者中 RGC 死亡的机制与糖尿病应激条件下三维胶原凝胶视网膜培养系统中 RGC 的死亡机制相似。研究人员对几种神经营养及存活因子对 RGC 死亡和再生的影响利用该系统进行检查，对 BDNF、NT-4、胞磷胆碱、VEGF120、VEGF164 含量进行测定，所有因子均对糖尿病应激诱导的 RGC 受损具有保护作用。此外，BDNF、NT-4 和胞磷胆碱对暴露于高糖条件下的大鼠视网膜具有再生作用。已有研究表明，增生性玻璃体视网膜病变患者 NT-4 表达上调，而 BDNF 表达没有上调。NT-4 是保护视网膜神经元免于变性的内源性神经营养因子，是可用于治疗 DR 的有效神经营养因子。在糖尿病应激下，PKR 样 ER 激酶（PERK）和 C/EBP 同源蛋白（CHOP）的表达与神经元细胞死亡有关。PERK-CHOP 途径是慢性内质网应激下视网膜神经元中主要的细胞死亡途径之一，在实验性青光眼模型中已证实 PERK-CHOP 途径与 RGC 死亡存在密切联系。NT-4 可以抑制 PERK 和 CHOP 的表达，在糖尿病应激状态下具有神经保护作用。磷酸化 JNK 表达与糖尿病患者神经元细胞死亡有关且 JNK 在青光眼患者的 RGC 中有表达。牛磺酸脱氧胆酸（taurine deoxycholic acid，TUDCA）和 NT-4 与糖尿病应激下视网膜神经元凋亡相关。其原因可能是受损视网膜神经元中磷酸化 JNK 表达受到抑制。青光眼和 DR 具有相同的细胞死亡机制，而这些过程可能受 NT-4 神经保护调节。

（四）神经营养因子及其受体

神经营养因子不仅控制神经元的分化、突触形成和存活，且在中枢神经系统（central nervous system，CNS）突触可塑性活动的依赖性形式中发挥关键作用。两种不同类型的跨膜受体均可以介导神经营养蛋白、原肌球蛋白相关激酶（Trk）受体家族和 p75 神经营养素受体（p75 neurotrophin receptor，p75 NTR）的生理反应。神经营养蛋白的基因在基因组区段的序列和组织结构中具有同源性，其原因可能是源于脊索动物部分基因组的连续重复。与神经营养因子相互作用的受体分为两类：NGF 的低亲和力受体 p75 NTR 和酪氨酸激酶受体 Trk 亚家族的 3 个成员。这两类受体均是神经营养因子家族的高亲和力受体。

所有神经营养因子都与 p75 NTR 具有相似的亲和力，但均与不同 Trk 受体特异性结合。研究发现，神经营养因子与受体直接结合并二聚化受体，激活存在于其细胞质结构域中的酪氨酸激酶，NGF 对 TrkA 具有特异性，BDNF 和 NT-4 对 TrkB 具有特异性，NT-3 激活 TrkC，也能够激活其他 Trk 受体，但激活效率较低。神经营养因子与受体相互作用的主要位置是在膜近端免疫球蛋白样结构域中，即每个 Trk 受体中该结构域的三维结构以及与 TrkA Ig 结构域结合的 NGF 结构。

神经营养蛋白的作用通过其受体进行传导，信号转导途径与促有丝分裂生长因子完全不同，促有丝分裂生长因子的受体被称为酪氨酸激酶受体。其他神经营养因子家族的成员可以激活酪氨酸激酶，如 GDNF 及其家族，CNTF 和其他神经生成细胞因子。受促细胞分裂素受体调节，酪氨酸激酶激活了相同的细胞内信号通路。配体与 Trk 的结合会导致受体细胞中酪氨酸残基的自磷酸化，从而引导第二信使产生位点。Shc 和 FRS-2（衔接蛋白）结合到一个共同的位点，结合 Ras-raf-ERK 级联反应和磷脂酰肌醇 3 激酶（PI3K）/Akt 途径。磷脂酶 Cγ（phospholipase Cγ，PLCγ）结合到一个单独的位点会产生二酰基甘油，蛋白激酶 C 的瞬时激活剂（如 PKC）和三磷酸肌醇（IP$_3$），动员细胞内钙的流动。通过这些途径进行的基因表达调控，奠定了神经营养蛋白在发育过程中对神经元分化、存活和生长的基础。

1. 神经生长因子（NGF） 由长度为超过 45 000 个碱基的基因编码，并由交感神经和感觉靶器官合成和分泌，通过神经末梢的受体相互作用分泌后被捕捉，起到调节靶神经和神经末梢功能的作用。在神经元细胞体中，NGF 促进神经元存活和分化，通过受体相互作用、内在化和逆行转运作用影响生长锥和突触功能，并在一定范围内作用于胞体和胞核。此外，感觉神经元瞬时依赖未成熟细胞在其最终靶标所在区域的神经营养蛋白的表达。神经营养蛋白可维持营养神经元，直到靶标中特化细胞已完全分化。损伤后神经营养蛋白的表达也非常重要。例如，巨噬细胞作为周围神经损伤后炎症反应的一部分渗入神经。巨噬细胞分泌细胞因子，可引起神经内的施万细胞和成纤维细胞诱导 NGF 的合成。炎症因子在肥大细胞活化部位释放后，NGF 也在肥大细胞中表达。神经营养因子在损伤的神经和靶标中表达增加，对于损伤的神经元的存活和再生至关重要。研究表明，NGF 可以逆转眼部缺血和青光眼动物模型中退化 RGC 减少，减少眼内高压引起的视网膜细胞损伤以及降低啮齿类动物色素性视网膜炎症。综上所述，NGF 可以保护青光眼和黄斑病中的视网膜细胞变性。

青光眼实验动物模型是采用成年大鼠眼的巩膜静脉注射高渗盐水方法进行模型建立，糖尿病模型是由注射链脲佐菌素（STZ）建立，实验采用 NGF 对实验组大鼠进行治疗。结果表明，与正常大鼠视网膜相比，青光眼和糖尿病大鼠视网膜中的 NGF 水平显著降低，并且 NGF 受体 TrkA 的表达明显降低。眼球局部使用 NGF 治疗可以保护 RGC 免于变性，这表明以滴眼剂形式递送的 NGF 可以防止青光眼和糖尿病性渐进性 RGC 的死亡。

2. 脑源性神经营养因子（BDNF） 通过与酪氨酸激酶受体 TrkB 的高亲和力结合而起作用，并且在结构上是二聚体蛋白。BDNF 和 TrkB 分布在海马和成年前脑区域，BDNF 参与突触功能和突触可塑性的调节。培养过程中应用于神经元和肌肉细胞的 BDNF 可增强突触前终末的神经递质释放和海马神经元的兴奋性突触传递。现已确定，BDNF 在学习和海马依赖性认知表现中起关键作用，对多种适应性神经元反应具有多功能性，如长期增强或抑制短期突触可塑性以及参与内在神经元兴奋性的稳态调节。

谷氨酸能神经元，如颗粒细胞和锥体细胞的轴突终末和树突（突触前位点和突触后位点），均含有 BDNF 的分泌囊泡，突触后棘也可分泌 BDNF，激活 N 型 Ca^{2+} 通道和从细胞内存储中动员 Ca^{2+} 能触发分泌。BDNF 可以结合位于谷氨酸能突触的突触前和突触后位点的 TrkB，且在突触后致密区（postsynaptic density，PSD）中，TrkB 与 PSD-95 和 N- 甲基 -D- 天冬氨酸（N-methyl-D-aspartic acid，NMDA）受体相关。此外，BDNF 的表达受神经元活性的控制。

BDNF 不仅在发育和分化中起关键作用，在视网膜神经元细胞的保护中也起着重要作用。外源性 BDNF 可保护 RGC 免受视神经轴突切断术的伤害，视网膜缺血和 NMDA 诱导的体内神经元死亡。体外培养基中添加 BDNF 可提高 RGC 的存活率，BDNF 也可使血清剥夺后的 RGC-5 细胞得到改善，此外，BDNF 转染的虹膜色素上皮细胞在体内和体外均可改善 NMDA 诱导的视网膜神经元死亡。BDNF、NT-4 和胞磷胆碱在暴露于高葡萄糖的大鼠视网膜中具有再生作用，BDNF 的过度表达可引起由 STZ 诱导的糖尿病大鼠中 RGC 数量的增加和功能的改变。提示 BDNF 可能是糖尿病性神经病变和视网膜病变治疗的潜在关键因子。

3. 神经营养因子 -3（NT-3） 是继 NGF 和 BDNF 之后的另一关键神经营养因子。可刺激神经元数量显著增加，能够激活两种酪氨酸激酶神经营养蛋白受体 TrkC 和 TrkB，因此 NT-3 以其在神经元的存活、神经元分化和轴突再生中的作用而闻名。研究表明，NT-3 参与正常少突胶质细胞的发育。体外和体内研究均证实，NT-3 可以诱导少突胶质细胞前体细胞（oligodendrocyte precursor cell，OPC）的增殖和存活。体外研究表明，NT-3 可促进 OPC 的成熟和髓鞘形成，在实验性脱髓鞘模型中，NT-3 促进髓鞘再生和功能恢复。另外，NT-3 可以支持早期交感神经母细胞的体外存活，并且在发育早期和晚期通过 TrkC 进行 NT-3 的信号转导，也可通过 TrkA 进行 NGF 信号转导，为交感神经节中的细胞提供顺序支持。NT-3 对于神经发生过程中 TrkB 的激活和背根神经节中靶组织神经支配期间 TrkA 的激活至关重要。在视网膜中，NT-3 在视网膜组织的发育和分化中起重要作用，NT-3 信号转导促进神经上皮细胞向神经元的分化，对 NT-3-TrkC 信号通路进行干扰可导致所有细胞数量减少。

在罕见的原发性开角型青光眼遗传病例和视神经蛋白的肌萎缩侧索硬化症中已发现 NT-3 突变，其分泌以及其对视神经蛋白突变患者 RGC 支持的影响已得到证实。研究发现，高糖培养的 RGC 培养基中分泌的 NT-3 和 CNTF 显著降低。向培养物中添加 NT-3 后细胞凋亡可被阻断。神经营养蛋白分泌受损可导致细胞缺乏神经营养支持，是引起视网膜节细胞死亡或运动神经元死亡的一个重要因素。在 BDNF 水平降低的 STZ 诱导糖尿病大鼠模型中，暂未发现 NT-3 表达降低，说明 NT-3 表达降低受不同的转录调控，其在糖尿病中如何具体改变仍需深入研究。

4. 神经营养因子 -4（NT-4） 与其他神经营养因子相比，NT-4 在任何部位均发生表达且不受环境信号的影响。NT-4 具有独特的与 p75 NGFR 结合的方式，可在神经元中进行有效的信号传递和逆行转运。其他神经营养蛋白缺乏症在出生早期具有致死性，但小鼠中的 NT-4 缺乏症仅表现出较小的细胞缺陷，并可以正常成长到成年。与 BDNF 相似，NT-4 活化 RGC 上的 TrkB，并在体外和动物模型中被证实可防止轴索切开术引起的细胞死亡。缺血性损伤后视网膜中 NT-4 的水平上调，而患有 NT-4 缺乏症的动物的视网膜损伤比对照组更严重。

人 NT-4 基因位于 19q13 号染色体上，在全基因组连锁扫描中发现 NT-4 也是青光眼基因的位点。NT-4 经过切割可释放成熟的活性蛋白，该蛋白在溶液中以非共价键连接的同型二聚体形式触发 TrkB 的磷酸化，为神经元提供营养作用。相关研究对 3 个不同的原发性开角型青光眼（primary open angle glaucoma，POAG）患者及其相应的对照组进行了 NT-4 突变筛查，发现 NT-4 改变与 POAG 患者的蛋白功能改变密切相关，并揭示了通过神经营养功能丧失而引起的青光眼病理生理学途径。糖尿病条件下，NT-4 对视网膜神经元具有神经保护和再生作用。NT-4 的神经保护和再生作用与 caspase-9 激活、caspase-3 激活、PERK、CHOP、c-Jun 以及 JNK 的表达有关。

5. **GDNF 家族配体** GDNF 是中脑多巴胺能神经元的有效生存因子，可在帕金森病动物模型中保护神经元。作为脊髓运动神经元的生存因子，GDNF 的效率几乎是其他神经营养因子的 100 倍。NTN 是 GDNF 家族的第二个成员，是促进大鼠交感神经元存活的活性物质。PSP 是 GDNF 家族的第三个成员，以重组蛋白的形式表达并经 PCR 克隆。ART 是 GDNF 家族成员，其特性与 NTN 和 PSP 最相似（约 45% 同源性），但与 GDNF（约 36% 同源性）不同。最近 ART 被证实是神经细胞的生长和存活因子，它能促进周围感觉神经元和交感神经元以及运动神经元的存活。GDNF 的 mRNA 发育过程中在神经系统的许多感觉和运动区（包括视网膜内），均存在表达。GDNF 的受体包括酪氨酸激酶受体 Ret 和糖基磷脂酰肌醇（glycosylphosphatidylinositol, GPI）锚定在细胞膜上的细胞外蛋白 GDNFR-α。研究发现，GDNF 诱导的 Ret 磷酸化只有在 GDNFR-α 存在的情况下才发生。受体激活的模型包括两个 GDNF 和两个 GDNFR-α 分子激活 Ret 酪氨酸激酶的异构体。相关人员研究了 GDNF 对视神经横断后 RGC 存活和凋亡的影响，认为 GDNF 保证了轴突切开术后视网膜节细胞的存活，并且在轴突切开 14d 后，存活的 RGC 数量增加了两倍以上。但是，GDNF 的近轴切开后保护作用仅限于对 GDNF 给药有反应的特定 RGC 群体，不存在普遍性。

研究人员研究了 GDNF 的生存促进作用。在用 GDNF 进行球体治疗时，视神经头部吸环减少，神经纤维层和内丛状层厚度增加。视网膜节细胞和轴突的存活率增加了约 50%，而胶质细胞的激活明显减少。综上所述，持续给予 GDNF 对大鼠受损的视网膜节细胞有显著的神经保护作用。另一研究中，神经肽对视网膜节细胞存活的影响表明，GDNF 和 NTN 可提高视网膜节细胞的存活率，为 GDNF 和 NTN 独立的神经保护信号转导提供了分子基础。

6. **其他神经营养因子** 肝细胞生长因子（hepatocyte growth factor，HGF）是一种旁分泌细胞生长、运动和形态因子。间充质细胞分泌 HGF，可作用于上皮细胞、内皮细胞以及造血祖细胞。HGF 已被证实在胚胎器官发育、成人器官再生和伤口愈合中发挥重要作用。在发育过程中，HGF 促进不同亚群中枢神经系统神经元的存活和神经突起生长，也对中枢神经系统神经元起神经营养和神经保护作用，主要是因其能促进运动神经元发育并改善发育过程中感觉轴突、交感神经和嗅觉神经元的存活和生长。

将 HGF 应用于受损的中枢神经系统神经元，可发现其具有神经保护和促进再生的作用，HGF 是成人中枢神经系统神经元的营养因子，也可能是治疗神经创伤和神经退行性中枢神经系统疾病的靶点。研究表明，在动物模型中全身应用不同的神经营养蛋白可以有效地逆转糖尿病神经病变的症状，如采用基因转移系统对 STZ 诱导的糖尿病大鼠反复肌内注射含有 HGF 编码序列的仙台病毒脂质体，或在 STZ 诱导的糖尿病感觉运动神经病变模型中，人类 HGF 在神经系统内的传递和持续表达显著改善。

HGF 在神经系统神经元的成熟和功能中起主要作用，并通过其抗凋亡作用防止神经元死亡，这也是 HGF 在糖尿病神经病变模型中被认为是潜在治疗神经营养因子的原因。

牛磺酸脱氧胆酸（TUDCA）是一种可以抵抗内质网应激的双亲胆汁酸，是熊去氧胆酸的牛磺酸结合物，对视网膜退行性疾病有保护作用。由于 TUDCA 可减少氧化应激和降低半胱天冬酶活性，在视网膜脱离后全身使用 TUDCA 可保护光感受器，因此 TUDCA 是光感受器脱落疾病中预防视力丧失的有效药物。TUDCA 保护培养物中的视网膜神经细胞免受葡萄糖浓度升高引起的细胞死亡，并减少细胞凋亡诱导因子（AIF）的核转位。TUDCA 的抗氧化特性可解释其细胞保护作用。TUDCA 的保护作用主要是通过减少 Bax 转运到线粒体膜来抑制细胞凋亡的能力、细胞色素 C 从线粒体释放到细胞质、抑制胱天蛋白酶激活以及 DNA 和核片段化等机制。除了这些抗凋亡特性外，TUDCA 还可以起到抗炎、免疫调节和抗氧化剂的作用，并激活 PI3K/Akt 信号通路。TUDCA 的神经保护特性的分子机制很复杂，结合许多不同的分子靶标，包括基因调控，可产生强大的抗凋亡、抗炎、免疫调节和抗氧化作用。在糖尿病和高糖暴露的大鼠视网膜中，TUDCA 减少了凋亡细胞的数量，增加了再生轴突的数量。TUDCA 的神经保护作用与降低 PERK、CHOP、c-jun 和 JNK 的表达有关。然而，TUDCA 的再生效果并不强于 NT-4。因此，抗内质网应激剂可能不足以促进糖尿病应激下的轴突再生。

胞磷胆碱是另一种潜在的神经保护药物，在欧洲和日本已被用于治疗脑损伤、阿尔茨海默病和帕金森病。胞磷胆碱是合成磷脂酰胆碱的中间体，磷脂酰胆碱是中枢神经系统细胞膜的主要磷脂之一。细胞损伤后，外源性胞磷胆碱参与细胞膜磷脂的合成，有助于稳定神经细胞的胞内状态。早期研究表明，胞磷胆碱对受损的视网膜节细胞具有神经保护作用，并支持体外轴突再生。已有研究人员在体内毒性和损伤模型中证明了胞磷胆碱对视网膜节细胞的保护作用。最近一项研究表明，肌内注射胞磷胆碱在 8 年的随访期内显著改善了青光眼患者的视网膜电图和视觉诱发皮层电位。作为一种神经保护剂，胞磷胆碱需要高剂量和相对长期的接触来保护视网膜神经元。因此，对于青光眼患者的神经保护治疗来说，仅进行口服疗效并不一定理想。在一些正常眼压性青光眼患者中，即使眼压保持较好，视野缺陷仍在继续恶化，这类患者必须继续接受药物而非手术治疗。在这些情况下，胞磷胆碱治疗可能是降眼压治疗之外的一种选择，并由于其安全性而具有临床使用的优势。

四、晚期糖基化终末产物

糖尿病视网膜病变存在多因素发病机制，与高血糖有关的途径均与糖尿病视网膜病变发生和发展有关。所有视网膜中的细胞均受到糖尿病环境的影响，鉴于这种疾病和组织的复杂性，所以以视网膜的病理生理过程均不是由单一因素决定的。此处内容主要集中于形成晚期糖基化终末产物（AGE）过程及其在糖尿病视网膜病变中的作用。通过透视图对视网膜中晚期糖基化的影响进行研究，对视网膜细胞功能的影响及其与其他因素的致病途径具体说明，发现调节 AGE 受体（RAGE）作用及其激活方式均可能引起视网膜炎症。目前认为研究基本机制的目的是为预防疾病恶化提供可能，从糖尿病的诊断到其并发症的治疗。

视网膜病变是糖尿病中最常见的微血管并发症，且是全世界青壮年和老年人视觉障碍的主要原因。流行病学研究表明，在确诊后 20 年，大多数 1 型糖尿病患者将发生视网膜病变，而 80% 的胰岛素依赖型 2 型糖尿病患者和 50% 的非胰岛素依赖型 2 型糖尿病患者也会发生视网膜病变。微血管病变，如微动脉瘤、血-视网膜屏障功能障碍和毛细血管闭塞，是糖尿病视网膜病变的关键特征。视网膜循环的目的是支持视网膜内神经元和神经胶质的代谢需求，它们在糖尿病期间明显受损，这种神经元和神经胶质功能障碍与血流异常通常同时发生，并且常在明显的微血管损伤出现之前就已经发生。在糖尿病患者和糖尿病的短期动物模型中，可逆性视网膜电生理改变表现明显，这种早期改变可能是长期患糖尿病后观察到的不可逆的视网膜微血管、神经元和神经胶质损伤的指标。在1型和2型糖尿病患者中进行的糖尿病控制与并发症试验（DCCT）和英国前瞻性糖尿病研究（UKPDS）确定了高血糖与视网膜病变之间的关系。这些开创性研究以及其他研究发现，高血糖经常与血脂异常和高血压同时发生，因此高血糖在发病机制中至关重要。这种流行病学为正在进行的研究提供了基础，以寻求确定支撑糖尿病视网膜病变的细胞和分子机制。晚期糖基化终末产物（AGE）的形成和AGE受体的激活是研究重点，高血糖可以同时在体外和体内引发一系列致病机制，增加超氧化物的产生，通过线粒体电子传输链，从而启动AGE加速形成，并加剧相关的病原反应，上述假说在视网膜病变研究中得到了证实，其中苯丁胺可以通过己糖胺途径的通量和二酰基甘油介导的PKC活化，进而减弱AGE形成。维生素B_1硫胺素衍生物可刺激转酮醇酶活性，并使多余的磷酸三糖流向还原性戊糖磷酸途径，而转酮醇酶在高糖糖尿病中受损。通过以上途径，苯佐他明可预防高糖诱导的视网膜微血管细胞功能障碍，而采用此生物治疗可对糖尿病动物视网膜病变进行关键预防治疗。

（一）AGE 的形成

1. AGE 的形成过程　还原糖与蛋白质、脂质和DNA上的游离氨基之间的非酶促糖基化反应是醛反应性的必然结果。许多体内蛋白质承载着化学附着的碳水化合物的负担。美拉德反应或褐变反应始于葡萄糖和氨基之间形成的席夫碱，而席夫碱则缓慢地重排为相对稳定的Amadori产物，该产物为糖化血红蛋白中的一种类型。席夫碱和Amadori产物均可进行进一步的氧化和脱水，其浓度最终取决于正向和负向反应平衡。正向反应会产生其他不可逆的蛋白质结合化合物，统称为AGE。在患糖尿病期间，AGE的形成速度超过了一级动力学所预测的速度。

AGE在生理pH下非常稳定，并且它们在组织中的积累率取决于诸如金属离子的可用性、氧化还原的平衡性。尽管AGE可能导致色素沉着，但也会通过交联改变蛋白质的三级结构，赋予消化抗性、改变酶活性或损害受体识别。

2. 源于一系列前体的AGE　葡萄糖通常被认为是AGE的主要前体。但是，它的反应性明显低于草醛，如乙二醛（glyoxal，GO）、甲基乙二醛（methylglyoxal，MGO）和3-脱氧葡糖醛酮（3-deoxyglucosone，3-DG）等，它们通过糖酵解代谢非常迅速地形成AGE。例如，GO与精氨酸残基形成羧甲基精氨酸（carboxymethyl arginine，CMA），而MGO可以促成羧乙基赖氨酸（Nε-carboxyethyl lysine，CEL）和精氨酸-氢咪唑啉酮。这些反应性羰基化合物的浓度在高浓度葡萄糖暴露的细胞中升高，并在糖尿病患者血清中升高，是体内AGE的主要来源。在临床上，羰基应激的疾病（如糖尿病性肾病）患者AGE水平也升高。

3. **源于食物的 AGE**　食物中富含 AGE 和高级脂质过氧化终产物（advanced lipoxidation endproduct，ALE）。传统的西方饮食中脂肪和糖的含量很高，而且热处理可能会导致有害加合物增多。食用传统西方饮食通常导致每日摄入 25～75mg AGE/ALE，其中一部分加合物通过肠道上皮吸收并以血浆形式出现。食物来源的 AGE 可能与血管功能障碍有关，尤其是在肾功能不全的情况下，血浆 AGE 的清除率较差。

4. **排毒系统可以限制 AGE 的体内形成**　人体组织可构建对二羰基提供内源性保护的系统，产生数种解毒酶。例如，谷胱甘肽依赖性乙二醛酶复合物 [由乙二醛酶 Ⅰ（glyoxalase 1，GLO1）和乙二醛酶Ⅱ（glyoxalase 2，GLO2）组分形成] 可作为 GO 和 MGO 解毒系统，转化为 D- 乳酸。研究发现，经转染过表达 GLO1 的内皮细胞会积累较少的由 MGO 衍生的 AGE，并能抵抗高糖诱导的反应。GLO1 排毒系统对视网膜周细胞存活至关重要，可能是由于这些细胞会因 MGO 衍生的 AGE 形成而直接凋亡，在糖尿病发生过程中作用不足。部分研究结果支持该酶系统的重要性，秀丽隐杆线虫可过表达 GLO1，这些蠕虫包含较少的 AGE，寿命显著增加。因此，利用诸如 GLO1 之类的酶的解毒特性，可潜在预防糖尿病视网膜病变。

（二）AGE 的致病作用与糖尿病视网膜病变临床相关性

视网膜疾病血脂异常导致了 DR。活性醛类中最具特色的是 ñ-（2- 丙醛）赖氨酸和二氢吡啶类加合物（丙二醛衍生物）、半缩醛和吡咯加合物（4- 羟基 -2- 壬烯醛和 4- 羟基己烯醛衍生物）。研究表明，血红蛋白水平与 2 型糖尿病患者视网膜病变的严重程度有关。ALE 是重要的蛋白质修饰的来源，尤其是富含脂质的蛋白质。

1. **AGE 的致病作用**　AGE 主要从 3 个方面影响细胞：作为加合物发生在修饰的血清蛋白上、作为内源性加合物参与葡萄糖代谢以及细胞外基质固定的长寿结构蛋白修饰。这些 AGE 都可以在血清中进行分析，细胞和组织使用分析和 / 或免疫细胞化学方法。临床上，患者的定量血清组织已进行一系列 AGE 抗体的酶联免疫吸附试验（enzyme-linked immunoadsordent assay，ELISA），但结果不佳。基于临床研究及血清 AGE 水平与临床相关 DR 的进展，研究人员测量了一系列不明确的 AGE 部分，并使用加合物特异性抗体或 CML 的化学分析，发现戊糖苷或氢咪唑酮与糖尿病视网膜病变相关。尽管在患者中存在明显差异，肾病的 AGE 定量分析存在不一致性，但仍具有研究价值。

2. **AGE 作为疾病风险的可靠生物标记**　除在肾脏功能障碍期间外，AGE 修饰的蛋白质很容易从血液中清除。因此，血清中 AGE 修饰的蛋白质定量并不能提供准确疾病情况的生物标志物。相比之下，从皮肤活检中分离的细胞外基质的 AGE 修饰可提供更多有意义的数据。最初的 DCCT 随访了 200 多名糖尿病患者 10 年，流行病学试验结果显示最初保持严格的血糖控制的患者，糖尿病视网膜病变水平显著降低，而且远远超出了胰岛素强化治疗水平。

CML 修饰的皮肤胶原蛋白可预测视网膜病变和肾病的进展，调整 AGE 后糖化血红蛋白 A1c（HbA1c）的预测作用大大降低，这表明这些加合物在长寿蛋白上的积累是有益的。

AGE 与细胞相互作用主要从 3 个路线出发。AGE 修饰的血清蛋白，例如作为 CML，可能与血管相互作用，通过 AGE 受体 RAGE，可以激活 NF-κB 转录，导致增强黏附分子的表达和分泌诸如 TNF 和血管内皮生长因子（VEGF）。血清来源的 AGE 通过跨内皮运输进入周细胞血 - 视网膜屏障引起功能障碍。这些血清 AGE 也可能与细胞表面糖蛋白直接相互作用，会造成对膜完整性和功能的损害，可形成带有氨基产物，但是这种糖活性比羰基低得多，如甲基乙二醛。甲基乙二醛可以从磷酸三糖中去除磷酸盐，在高钙血症中，浓度随着葡萄糖糖酵解的流量增加而增加。内皮细胞在基膜内遇到 AGE（如戊糖苷衍生的交联）可能通过破坏整联蛋白信号转导影响细胞附着的蛋白质。

3. 糖尿病视网膜的 AGE　AGE 已在各种眼组织中得到了广泛的量化，并且有研究表明，与非糖尿病对照组相比，在糖尿病患者中 AGE 升高，且 AGE 水平与 DR 进展有关。在糖尿病视网膜中，AGE 和 / 或晚期 Amadori 产物已被发现定位于血管细胞、神经元和神经胶质细胞，可能对单个细胞和视网膜功能具有致病性。尽管在整个生命过程中视网膜存在 AGE 的差异积累，糖尿病会极大增强 AGE 在血管和神经组织中的堆积。在 24 周的糖尿病大鼠视网膜中，MGO 衍生的氢咪唑啉酮增加了 279%，这一发现强调了一个事实，即 MGO 可能是主要的组织中 AGE 的来源。Müller 细胞在体外暴露于高葡萄糖条件下可产生过量的乳酸，表明糖酵解通量增加，导致更多 MGO 产生。缺氧会增强 HIF-1 依赖的糖酵解酶，使细胞在糖酵解代谢状态和无氧状态下转化（巴斯德效应）。通过增加糖酵解和 MGO 合成，缺氧可能导致糖尿病视网膜中的 AGE 形成增多。

4. AGE 引起视网膜氧化应激和视网膜细胞凋亡　氧化应激是由于生物系统中原抗氧化剂之间的不平衡所致，该途径与 AGE 的形成密切相关。氧化应激会增加 AGE，在 DR 在内的糖尿病并发症的发病机制中起着重要作用。研究表明，糖尿病大鼠视网膜和高糖培养基中培养的视网膜细胞中超氧化物的浓度升高。具有重要意义的是，已证明抗氧化剂抑制超氧化物或线粒体超氧化物歧化酶（SOD）的过量产生可预防实验性 DR 中的毛细血管变性。尽管如何影响 AGE 在该视网膜疾病中的蓄积尚未系统研究，但视网膜毛细血管变性仍然是糖尿病视网膜病变动物模型的标志，这些血管似乎是 AGE 和超氧化物引起毒性的重要靶标。例如，AGE 通过引起氧化应激和随后的细胞凋亡对视网膜周细胞产生毒性作用。此外，研究表明，AGE 通过激活碱性磷酸酶引起视网膜周细胞的成骨细胞分化和钙化。在 AGE 修饰的基膜上生长的周细胞显示，内皮素 -1（ETA 受体介导的）收缩急剧减弱，提示 AGE 在周围基质中的交联会显著影响周细胞生理特性。实际上，AGE 会导致整联蛋白信号转导和细胞凋亡。视网膜微血管内皮细胞在较低的浓度下也表现出对 AGE 的促血管生成反应以及对丝裂原活化蛋白激酶（MAPK）、蛋白激酶 C（PKC）和核因子 κB（NF-κB）蛋白表达的调控。尽管这些加合物的浓度较高，但它们对内皮细胞有毒性，并且在体内可能最终导致微血管封闭增强。在高血糖条件下，视网膜微血管内皮细胞会积聚 MGO 和 MGO 衍生物（如氢咪唑酮和精氨嘧啶）引起 ICAM 的上调，介导视网膜毛细血管白细胞的黏附和内血 - 视网膜屏障的破坏。暴露于高葡萄糖水平的 AGE- 白蛋白注射液的非糖尿病小鼠表现出视网膜 VEGF 蛋白表达增加，并伴有血 - 视网膜屏障功能障碍。类似的治疗也可能会导致周细胞减少；血清高水平的 AGE 修饰蛋白（尤其是在患有肾功能不全的糖尿病患者中尤为明显）可诱发 DR 并发症。

5. AGE 抑制和预防视网膜病变　AGE 的药理策略始于一种小分子亲核肼类化合

物——氨基胍（amino guanidine）。该药物是强效的 AGE 介导的交联分子，可防止实验动物的糖尿病血管并发症，如 DR。在多中心临床试验的评估中发现，该药可显著降低血清肌酐和尿蛋白，延缓明显肾病和视网膜病变的进展。但氨基胍不是特定的 AGE 抑制剂，也可以作为有效的 iNOS 抑制剂。Amadori 具有清除活性羰基的能力，因此可以转化维生素 B6 抑制 AGE 衍生物，它是一种有效且特异的 Amadori 后抑制剂，可减少视网膜 AGE 的积累并减弱基底的上调。一种叫作 LR-90 的药物可作为 AGE/ALE 的有效多阶段抑制剂，预防大鼠 DR 剂量比吡哆胺低。AGE 在 2 型糖尿病患者中含量表达较高。LR-90 有利于攻击组织中已建立的交叉链接并使随后的肾脏清除肽片段成为可能。AGE 交联破坏剂可攻击 AGE 衍生的蛋白质交联。使用该药物进行治疗可减弱糖尿病动物模型的血管硬度，对糖尿病视网膜病变的治疗作用有待评估。

五、蛋白激酶 C

蛋白激酶家族大约含有 13 个亚型，广泛分布于哺乳动物组织中。高血糖时，一些蛋白激酶 C（PKC）亚型主要参与葡萄糖合成中的 3- 磷酸甘油从头合成甘油二酯（DAG），并通过丝氨酸、苏氨酸激酶家族介导激活 PKC 不同亚型的蛋白上游激活因子。在 DR 中，PKC 过度激活可导致微血管缺血和血管渗漏生成。PKC 活化的变化主要包括血流量的增加、基底膜增厚、细胞外基质扩张、血管通透性、血管生成、细胞凋亡、白细胞黏附以及细胞因子激活。

视网膜病变时，高血糖不仅激活 PKC，同时也激活丝裂原活化蛋白激酶（MAPK），增加 PKC 未知信号通路的表达。这种信号级联导致血小板衍生生长因子（PDGF）受体去磷酸化和下游此种受体信号的减少，从而导致细胞凋亡。PKC 亚型选择性抑制剂是新的潜在治疗药物，可延缓或阻止糖尿病血管病变的进展。高度选择性 PKC β 激活剂和抑制剂目前被广泛研究。有研究表明，新型蛋白激酶 C 抑制剂 Ruboxistaurin 对糖尿病患者视力丧失具有一定的缓解作用。蛋白激酶 C 激活是高血糖症的后遗症之一，同时也被认为在糖尿病并发症的发展中起重要作用。糖尿病中 PKC 的刺激仅仅是通过棕榈酸和富含油酸的甘油二酯的过量生产来介导的。血糖浓度与游离脂肪酸水平的变化密切相关，除氧化应激外，上述因素均可能是糖尿病患者 PKC 异常激活的原因。大量证据表明，PKC β 亚型与 DR 的发病机制有关，其他亚型也可能与 DR 有相关性。除 PKC 外，双甘醇激活的非激酶受体也可能在糖尿病并发症中发挥作用。目前，抑制特定 PKC 亚型治疗药物已被开发出来，同时 PKC β 拮抗剂正在进行临床试验，以测试其在抑制糖尿病并发症方面的毒性和有效性。糖尿病与许多微血管并发症有关，糖尿病微血管病变是导致失明、终末期肾病和各种神经系统障碍的主要原因，糖尿病引起的大血管动脉粥样硬化，也增加了心肌梗死、脑卒中和肢端感染的风险。

在细胞和分子水平上，许多糖尿病并发症的致病原因仍未完全了解，因此治疗的选择仍然有限。一项大型前瞻性临床研究强调，高血糖是 1 型和 2 型糖尿病微血管并发症发展的重要因素，高血糖和胰岛素抵抗都在大血管并发症的发展中起着重要作用。一些看似独立的假说来解释高血糖的不良影响，如多元醇通路的激活、AGE 的形成增加、氧化还原电位的改变和甘油二酯（DAG）- 蛋白激酶 C（PKC）通路的激活等。但上述每一种致病途径都可能与高血糖介导的线粒体局部电子传递链过度产生活性氧（ROS）直接相关。PKC 的激活也可作为糖尿病眼病发病和发展中的一个关键因素。从正常细胞功能期间的 DAG-PKC 途径开始，研究人员将糖尿病期间产生的 DAG 与正常受体刺激时产生的 DAG 进行比较，得出一个结论：糖尿病中 DAG 的合成可能与观察到的 PKC 激活无关。因此，糖尿病患者 PKC 激活的替代途径主要研究都集中在氧化应激和游离脂肪酸（free fatty acid，FFA）超负荷上，也同时研究 PKC 在糖尿病中没有下调表达的原因，以及检查视网膜微循环中 PKC 激活的致病性与 DR 中观察到的变化的关系，并讨论了非激酶受体在糖尿病并发症的发生中也起重要作用的可能性。

（一）蛋白激酶 C 分子多样性

现有 600 种激酶存在，与 DAG 信号转导相关的约有 13 种磷酸化酶，可大致分为 3 类。①常规酶：包含两个与 DAG 或者佛波醇酯结合并且能与 Ca^{2+} 结合的结构域；②新型酶：有独立于 Ca^{2+} 但能与 DAG 结合的结构域；③非典型的酶：既不需要 DAG，也不需要 Ca^{2+} 的结构域。最近认为，蛋白激酶 D（protein kinase D，PKD）也需要 DAG 来激活。此外，PKC 相关激酶（PRK1、PRK2 和 PRK3）也需要磷脂酰丝氨酸激活。

（二）蛋白激酶 C 分子调控

蛋白激酶 C（PKC）的激活依赖于 Ca^{2+} 和磷酸腺苷丝氨酸的结合以及 DAG 的结合，这使 PKC 更加疏水，从而有利于细胞膜的快速转运。DAG 结合和膜附着诱导一个结构域（伪底物）的展开以揭示催化位点，该活性位点结合 ATP 和底物蛋白，从而导致靶蛋白中丝氨酸和苏氨酸残基的磷酸化。催化能力和附着于正确位点的能力还需要催化域上的 3 个位点被磷酸化，这是由磷酸肌醇依赖性蛋白激酶 1（phosphoinositol-dependent kinase 1，PDK-1）引起的，尽管 PDK-1 在细胞中具有较高的活性，但这种磷酸化的需求表明该过程是受到上游因子调节的。但是，在大多数实验培养中使用的高血清条件下，该物质被完全激活，因此任何调节作用都被掩盖了。对于常规的 PKC，其活性的变化可以快速跟踪细胞内 Ca^{2+} 的变化，而 DAG 结合在 Ca^{2+} 下降后仍然存在，通过膜内流增加细胞内 Ca^{2+}，会导致持续 PKC 激活，而 PKC 激活也与膜下 Ca^{2+} 结构域有关。因此，激活的性质可以通过酶与 Ca^{2+} 来源的接近程度来确定。

（三）蛋白激酶 C 的生理作用

哺乳动物细胞表达了多种 PKC 亚型，在不同的细胞类型中，同一种 PKC 亚型可能具有不同的作用，主要包括对离子通道门控和通透性的调节、对受体功能的影响、对细胞骨架结构以及增殖、凋亡、细胞分裂和转录的调控等。

1. **附着位点**　PKC 下游特异性可能部分取决于附着蛋白或衔接子蛋白以及靶标的性质，也包括活化 C 激酶受体（receptor for activated C kinase，RACK）和其他因子，许多因子对 PKC 同工型具有某些特异性，并可以结合多种不同的效应酶。衔接蛋白本身不被磷酸化，而是充当过程中的载体，PKC 也可直接附着在靶蛋白上。

2. **激活剂**　研究证实，佛波酯具有激活肿瘤的作用。但早期，人们已经认识到某些佛波酯和相关化合物不能促进肿瘤生长，这表明不同的佛波酯对不同的 PKC 亚型可能具有不同的作用。现已知几种化合物对不同 PKC 亚型表现出一定程度的选择性，包括胸腺嘧啶毒素（对 PKCαβ I 和 γ 的选择性）、12- 脱氧佛波 13- 苯基乙酸 20- 乙酸盐（对 PKCβ I 选择性高，但功效 <1）、溴他汀 1（用 rottlerin 阻断 PKCε 和 PKCδ）、HK654（对内酯限制的 DAG 具有 PKCα 选择性）和苯并内酰胺类（对 PKCη 具有选择性的内酯类似物）等。还有其他关于佛波酯效力变化的研究。例如，有研究显示，来自克隆亚系 KG-1a 的细胞不同于其亲本系（KG-1 细胞），它们对 12-O- 十四烷酰佛波醋酸酯 -13 的分化作用具有抗性。佛波醇二乙酸酯通常比其他二酯效力低，但在个别情况下反而具有更大的效力。对于 PKC，一系列化合物都产生了活化作用，但是对于每种化合物，亚细胞分布都具有活化剂特异性。

由于脂筏的膜基质性质，如何调控 PKC 对 DAG 的选择性是更为困难的挑战。主要问题包括如何将脂质内化到培养基中以及一旦进入细胞内 DAG 就会失活等，而在无细胞系统中，PKC 在有组织的空间和时间序列中需要多种协同蛋白。但最近的研究表明，多不饱和 DAG 是 PKC 活化的唯一生理活性物质。多不饱和 DAG 可更有效地活化 PKC，反映其多不饱和酰基链对双层结构的更高结合亲和力或物理效应。多不饱和 DAG 可增加脂质基团之间的间隔和改变双层曲率，从而增强 PKC 的可及性。具有 ω-3 多不饱和酰基链的 DAG 对 PKCα 和 PKCδ 的刺激作用远大于具有 ω-6 链的 DAG，但它们导致 PKCβ1 同工型的激活能力减弱。

3. **抑制剂**　现有多种 PKC 抑制剂，其中大多数针对 ATP 催化位点。许多早期抑制剂虽然用作特异性 PKC 阻断剂，但也与其他激酶结合。具有特异性的 PKC 抑制剂没有表现出高度同工型选择性。对同种型特异性的寻求是基于现有抑制剂，如生产星形孢菌素的 UCN-01、LY333 531 和 CGP- 41 251。一些化合物，如钙磷蛋白，可与 DAG 结合靶向调节结构域，并且一些研究指出在该位点周围会产生同种型特异性化合物。有研究表明双底物药物具有比单结合位点药物更高的特异性潜力。

（四）氧化应激激活蛋白激酶 C

氧化应激是糖尿病并发症的致病机制之一。升高的葡萄糖可能通过以下几种方式增加氧化应激：①线粒体电子传输链产生的质子梯度增加从而导致超氧阴离子（$O_2{}^-$）产生增加；②有证据表明，糖尿病患者的抗氧化防御能力受到损害，糖尿病患者的谷胱甘肽、维生素 C 和维生素 E 水平降低；③ AGE 的形成可能会引起氧化应激。氧化应激相关分子在糖尿病患者和动物的血清、肾小球和视网膜血管中含量增加。AGE 可促使活性氧产生，首先是由于葡萄糖的自氧化可以产生超氧阴离子（$O_2{}^-$）和过氧化氢（H_2O_2）；其次，蛋白质结合的 Amadori 产物的自氧化产生超氧自由基、羟自由基以及高活性的二羰基化合物；再次，AGE 与质膜上的高亲和力受体结合诱导受体介导的 ROS 生成。

据报道，氧化应激可诱导细胞内 PKC 的延长活化。此外，现在已经确定糖尿病通过 AGE 产生的氧化物能激活 PKC。ROS 对 PKC 的活化与 DAG 无关，涉及酪氨酸磷酸化。

PKCδ 具有 3 个酪氨酸磷酸化位点（Tyr-311、Tyr332 和 Tyr-512），但只有 Tyr-311 的磷酸化对 H_2O_2 产生活性 PKCδ 至关重要。在 ROS 的作用下，PKC 的酪氨酸磷酸化被认为是通过非受体酪氨酸激酶的激活来介导。ROS 激活 PKC 的另一种途径是对酶的调节域进行氧化还原修饰，但是目前尚无直接证据可以证明这种修饰。值得注意的是，PKC 自身激活 NADPH（又称还原型辅酶 Ⅱ）可能会进一步增加 ROS。因此，ROS 的毒性形成在糖尿病中不是一个独立的过程，而是与 PKC 复杂地交织在一起。

（五）游离脂肪酸和蛋白激酶 C 活化

1 型和 2 型糖尿病中，高血糖会导致肾脏清除率降低和血脂异常。游离脂肪酸（FFA）浓度增加到与血糖浓度值成正比的水平。降血糖疗法可逆转 FFA 的变化，随着血糖逐渐控制，糖尿病临床症状得到改善，但并不排除 FFA 对糖尿病并发症的影响。越来越多的证据表明，高脂血症会引发 2 型糖尿病。其特征是胰岛素敏感组织，尤其是骨骼肌和脂肪组织，无法完全吸收葡萄糖和脂质，主要通过 β- 氧化作用来利用消耗脂质，但当 β- 氧化失败时，会通过几种机制产生毒性，包括将长链饱和脂肪酸掺入 DAG 中，激活 PKC（ε 和 φ），从而在其信号转导途径的多个位置抑制胰岛素作用。此外，非典型 PKC 的调节机制也起到抑制作用，这些 PKC 通常起到刺激胰岛素介导的葡萄糖利用的作用。胰岛 β 细胞似乎特别容易受到脂毒性的影响，其他许多组织也易受到影响，此外，血管平滑肌是视网膜微血管的保护性组织。PKC 可以通过直接作用于 DAG 结合位点的 FFA，如油酸酯和花生四烯酸酯来被激活。特别是花生四烯酸（arachidonic acid，AA），具有相当广泛的第二信使功能，而不是作为二十碳的前体。AA 对 PKC 的生理活化可能来自磷脂酶 A2（phospholipase A2，PLA2）的受体激活。FFA 活化有利于胞质期的 PKC，并且倾向于独立于 Ca^{2+} 和磷脂酰丝氨酸（phosphatidylserine，PS）。与非典型蛋白激酶 C（atypical PKC，aPKC）和新型蛋白激酶（novel PKC，nPKC）相比，FFA 对传统型蛋白激酶 C（conventional，PKC，cPKC）的影响较弱。aPKC 也可由脂肪酸或辅酶 A 酯激活。FFA 还可以通过增加 DAG 的产量来激活 PLC，从而进一步激活 PKC。生长因子诱导的 DGK 激活被不饱和脂肪酸抑制，从而增加 DAG 积累和 PKC 激活。

（六）PKC 与糖尿病

PKC 对佛波酯和其他激活剂的一个特征性反应是作用强度在几分钟或更长时间后出现下调。虽然目前大多使用佛波酯进行研究，但由于其亲和力较低以及代谢迅速，且 DAG 也能引起下调等原因，与佛波醇、佛波酯相比，其作用通常较短。目前下调具体机制尚不完全清楚，但存在几种研究方法可进行探讨。相同条件下，并不是所有 PKC 在同一细胞中都被下调，当细胞所处条件改变后，PKC 下调也发生改变。部分同工型 PKC，特别是 PKCε，对下调更具抵抗力。

在糖尿病中，部分 PKC 亚型表现出抵抗下调特性。糖尿病中某些 PKC 亚型缺乏下调的原因可能有很多：①相关同工型的合成速率增加；②糖尿病干扰负责下调的酶；③DAG 产生并作用于细胞中 PKC 相关下调酶失活或缺失的部分。许多蛋白质在泛素化后被蛋白质体降解，对于 PKC 来说，这一机制是其持续被佛波酯激活并随后去磷酸化后下调的主要途径，这种途径在糖尿病状态下更为活跃。

六、多元醇通路

糖尿病时，高血糖激活多元醇通路，其中多余的葡萄糖通过山梨（糖）醇代谢将其转换成果糖。醛糖还原酶（aldose reductase，AR）是多元醇代谢通路中的限速酶，半乳糖和葡萄糖是此酶的底物，二者相互竞争而分别生成半乳糖醇和山梨糖醇。在正常生理条件下，葡萄糖不被转化成山梨糖醇。相比之下，糖尿病状态下细胞内的葡萄糖水平升高，葡萄糖代谢变得活跃，葡萄糖转化的山梨糖醇增加。醛糖还原酶利用 NADPH 作为辅助因子，使葡萄糖制备山梨糖醇减少，从而降低 NADPH 水平，减少谷胱甘肽，造成氧化应激增强，这是导致视网膜损伤的一个主要因素。与正常人群相比，DR 患者的视网膜神经纤维层、节细胞和 Müller 细胞内 AR 蛋白高表达。同样，山梨糖醇也被发现在糖尿病动物和人类非糖尿病眼病的各种组织中（包括视网膜及高葡萄糖培养与糖尿病大鼠视网膜相同条件下的细胞内）过量积累。此外，对离体大鼠视网膜多元醇的形成率进行测量，发现在糖尿病病程中和高血糖时，多元醇通路明显增强。对许多动物模型使用醛糖还原酶抑制剂时，视网膜血管壁补体早期活化被抑制，血管周细胞及内皮细胞凋亡，新生血管逐渐形成。视网膜内积累的山梨醇可造成渗透性应激，也可成为多元醇通路的副产物。果糖 -3- 磷酸盐和 3- 脱氧葡糖醛酮是形成糖基化终末产物强大的糖基化剂。这是 DR 致病的重要因素。糖尿病大鼠视网膜研究表明，多元醇通路激活后硝基酪氨酸、脂质过氧化产物增加和抗氧化酶消耗减少。因此，多元醇代谢通路的激活可通过活化醛糖还原酶和其他致病因素启动细胞损伤机制，如 AGE 的形成、氧化应激、PKC 通路以及多聚（ADP- 核糖）聚合酶的激活，可能进一步导致炎症和生长因子失衡。非达司他（醛糖还原酶抑制剂）可抵抗糖尿病视网膜氧化亚硝化应激和多聚（ADP-核糖）聚合酶形成，表明醛糖还原酶及其抑制剂在糖尿病多元醇通路中发挥着重要作用。

多元醇通路是一个两步骤代谢途径，葡萄糖被还原为山梨醇，再转化为果糖，可部分解释糖尿病高血糖细胞毒性，也是目前认为的主要机制之一。当细胞内葡萄糖浓度升高时，多元醇通路表现活跃，醛糖还原酶是该通路中第一个限制速率的酶，抑制或消融醛糖还原酶可在糖尿病鼠模型中有效预防 DR。人类 DR 的异常范围已经扩大到包括神经胶质和神经元的异常，实验动物中主要是由多元醇通路介导的。人视网膜血管内皮细胞中可见醛糖还原酶，醛糖还原酶基因启动子区域的特异性、多态性已被发现与 DR 的易感性或进展有关。这一新认识重新刷新了人们对多元醇通路在 DR 中可能的作用的认知，为新的临床试验准备了充足的方法学研究。开发出比前期更有效和安全的新型药物，能更深入地了解多元醇通路的使用是否能在人类 DR 中发挥作用。

（一）多元醇通路概述

葡萄糖代谢的次要途径称为多元醇通路。在实际应用中，还没有出现有效且耐受性良好的药物，从而能够在相关组织中以文献提到的方式使用，并足够充分且可预测地抑制该通路。目前的糖尿病治疗和多元醇通路本身有关。强化血糖控制可以有效地抑制 DR 的发生发展，但在目前治疗中，即使尝试强化治疗也无法取得良好血糖控制，不仅是视网膜病变，其他糖尿病并发症继续发展和恶化的临床重要治疗策略也是控制患者血糖水平。研究认为，辅助治疗对残留高血糖的损害有预防作用。多元醇通路在所有标准下都是辅助治疗的极具吸引力的靶点。

在过去的 30 年里，对多元醇通路和糖尿病并发症研究已不在少数，从现有的知识体系中，我们可以从人类 DR 的两个实验性糖尿病研究观点中提取出对该途径持续关注的理由，并对多元醇与糖尿病之间的具体机制关联引起足够重视。

（二）多元醇通路可能是 DR 的一种生化机制

当细胞内的葡萄糖水平升高时，葡萄糖代谢的多元醇通路就变得活跃。醛糖还原酶（AR）是该途径中第一个限速酶，利用 NADPH 作为辅助因子将葡萄糖还原为山梨醇，山梨醇被山梨醇脱氢酶代谢成果糖，这种酶使用 NAD^+ 作为辅助因子，其影响是多方面的。山梨醇是一种多羟基化的醇，具有强烈亲水性，因此不容易通过细胞膜扩散，在细胞内积聚，并产生渗透后果。细胞内渗透物质的产生来平衡细胞外高张力可能是 AR 在肾髓质中的生理作用。多元醇通路产生的果糖可以被磷酸化为 3- 磷酸果糖，再被分解为 3- 脱氧葡萄糖，这两种化合物都是强糖基化剂，参与 AGE 的形成。AR 对 NADPH 的使用可能导致谷胱甘肽还原酶的辅助因子减少，对维持胞内还原性谷胱甘肽（glutathione，GSH）至关重要，也会降低细胞对氧化应激的反应能力，导致胶态单磷酸分流器（细胞 NADPH 的主要提供者）的代偿活动发生。使用山梨糖醇脱氢酶的 NAD 导致 $NADH/NAD^+$ 的比例增加，这种现象被称为假性低氧症，并与多种新陈代谢和信号变化有关，这些变化是已知的细胞功能。多余的 NADH 可能成为 NADH 氧化酶的底物，导致细胞内氧化产物增多。因此，激活多元醇通路可以通过改变细胞内的张力，产生前体细胞，可能通过降低抗氧化防御和氧化剂种类的产生，来启动和增加细胞损伤的多种机制。

视网膜节细胞、Müller 神经胶质细胞、血管周细胞和内皮细胞在包括人类在内的所有研究物种中都存在醛糖还原酶。因此，这些细胞在糖尿病环境下多元醇通路被激活，这会引起糖尿病及其并发症的加重。多元醇通路激活导致的生理改变在糖尿病动物的整个视网膜中已有研究，山梨醇和果糖的积累可引起氧化应激增强。糖尿病大鼠视网膜内脂质过氧化产物增加，硝基酪氨酸增加，抗氧化酶消耗增多，抑制 AR 的药物抑制上述异常。在整个视网膜实验中，多元醇通路诱导的氧化应激程度是可被测量的，生理异常可能发生在大多数细胞或至少在整个视网膜中高度呈现的细胞中。Müller 神经胶质细胞是一种在视网膜中数量较多的大胶质细胞，因此是候选细胞类型，但也不能排除多元醇通路诱导损伤的其他机制可能在某些类型的视网膜细胞中起作用。例如，渗透应激不能从整个视网膜实验数据中得到证实，数据表明糖尿病大鼠视网膜中山梨醇的水平仅比对照组高出 3 ~ 8 倍，远远达不到诱导渗透应激的浓度。当细胞内 AR 和山梨醇脱氢酶比率特别高时，山梨醇就会在细胞内积累，而在整个视网膜上测量时，其含量就会被大大稀释。一些研究对相关类型视网膜细胞（神经元、穆勒神经胶质、周细胞和内皮细胞）中多元醇通路激活的动力学和结果进行比较，由此可产生新观点。目前，生物化学测定和醛糖还原酶抑制剂（aldose reductase inhibitors, ARIs）剂量反应研究的数据表明，氧化应激是糖尿病视网膜中多元醇通路依赖的细胞损伤的最有说服力机制之一。

（三）多元醇通路在实验性 DR 中的作用

现已经有两类研究对多元醇通路在实验性 DR 中的作用进行了探讨。第一类研究集中对半乳糖动物模型进行实验。在 20 世纪 80 年代早期，富含半乳糖饮食的大鼠视网膜毛细血管基底膜增厚，此病理改变可由 ARIs 所抑制。迄今为止，实验动物体内最明显的特征是半乳糖血症，即血液中己糖升高不伴有其他激素或代谢异常，这一结果与糖尿病引起的视网膜微血管通透性改变的大多数特征类似。第二类研究为糖尿病控制和并发症试验（DCCT），在该试验中，研究人员着重探讨了血糖在 DR 中的作用，发现强化胰岛素治疗可以全面改善糖尿病状态，但无法精确地指出强化血糖控制的好处以及高血糖在并发症中的具体作用。半乳糖模型与多元醇通路高度相关，协助半乳糖进入糖酵解途径所必需的酶只存在于肝脏，在先天性疾病中，半乳糖代谢酶基因缺陷，血液中半乳糖水平升高，外周组织积累半乳糖 -1- 磷酸和半乳糖醇两种代谢物。人、犬和老鼠体内的 AR 值显示，半乳糖的 K_m 值低于葡萄糖的 K_m 值。浓度为 65mg/（kg·d）的 ARIs 可预防喂食 50% 半乳糖饮食的大鼠产生的类似糖尿病的视网膜血管组织病理学改变，而对喂食 30% 半乳糖的犬所形成的视网膜微血管病变的完整补体只能延迟或未体现预防作用。在半乳糖喂养的犬中使用的山梨醇 [平均 60mg/（kg·d）] 旨在抑制红细胞中半乳糖醇的积累，与在半乳糖喂养的大鼠中使用的剂量并无差别。研究表明，山梨醇在犬中的代谢比在大鼠中更快，血浆半衰期明显缩短。研究人员对两次剂量的山梨糖醇类似物治疗过的半乳糖喂养犬模型中的视网膜变化进行检测，发现了 ARIs 治疗有益效果的剂量依赖性相关有力数据。

科研人员对糖尿病犬和半乳糖喂养的犬体内山梨醇的积累进行测定。在糖尿病犬中，与半乳糖血症犬相比，给予山梨醇的剂量更小 [20mg/（kg·d）]，目的是抑制糖尿病引起的红细胞中山梨醇堆积。但结果表明，山梨醇未能阻止糖尿病犬视网膜微血管病变的发展。近来，山梨醇视网膜病变试验的研究结果已经公布：以 250mg/d 的剂量 [70kg 成人约为 3.5mg/（kg·d）] 对无视网膜病变或轻度视网膜病变的 1 型糖尿病患者进行了为期 3 年的试验，结果显示山梨醇对人类 DR 的病程没有重要的临床改善作用。这明显降低了人们探求多元醇通路作为糖尿病视网膜病变的主要参与者和目标的热情。

但当 DR 的新特征在 20 世纪 90 年代后期被发现时，多元醇通路引发了第二波研究，其作用逐渐显现，以期了解在人类和实验性 DR 早期发生的神经胶质细胞活化和神经元（主要是节细胞）凋亡的具体机制。Müller 细胞和视网膜节细胞是在人类、大鼠和犬中发现的最稳定的含有醛糖还原酶的视网膜细胞类型。鉴于山梨醇在 20mg/（kg·d）浓度时未能改善糖尿病犬的视网膜病变，因此后续实验选择在半乳糖模型中增加浓度。研究发现，在糖尿病 2.5 个月大鼠的视网膜中，凋亡的神经元中确实含有醛糖还原酶，而浓度为 65mg/（kg·d）

的山梨醇可明显抑制神经元的凋亡，Müller 细胞中胶质纤维酸性蛋白（GFAP）的显著增加可提示反应状态以及星形胶质细胞的改变。

有研究针对糖尿病大鼠视网膜病变血管异常是否也受到多元醇通路的影响加以验证。实验证实，ARIs 可以预防 6 周糖尿病大鼠的血流动力学和血管通透性改变以及 6 个月糖尿病大鼠的视网膜毛细血管基底膜增厚。在糖尿病大鼠中，醛糖还原酶抑制对糖尿病视网膜微血管病的最终表现、周细胞和内皮细胞的凋亡以及无细胞毛细血管的发展的影响还未开展研究。微血管细胞先于无细胞毛细血管发生凋亡，而无细胞毛细血管可提示视网膜缺血情况，又是 DR 的关键环节，并成为过渡到危及视力的增生型视网膜病变的重要组成单位。因此，现普遍将无细胞毛细血管的发展视为与 DR 微血管病变相关的所有建模、病理构造或干预措施的必要评定手段之一。日后可在人糖尿病视网膜开展针对多元醇通路和血管异常的研究。在 9 个月糖尿病大鼠的患病期间，采用山梨醇治疗的视网膜血管可显示出预防补体的早期激活、补体抑制剂的水平下降、微血管细胞凋亡以及无细胞毛细血管形成。在对糖尿病 15 个月大鼠研究时，发现 ARIs 对周细胞病理改变也可加以改善。周细胞计数在视网膜切片中进行，但这部分标本并非最理想。鉴于大鼠视网膜血管周细胞和内皮细胞中均含有 AR，提示 ARIs 可通过直接抑制血管细胞中的多元醇通路来预防微血管病变。

许多糖尿病小鼠研究提供了支持多元醇通路在 DR 中发挥作用的重要信息，在多元醇通路激活过程中比较小鼠和大鼠的体内差异。已知小鼠晶状体内醛糖还原酶活性约为大鼠晶状体内 10%，其对高血糖和半乳糖血症条件下的白内障的极端抵抗只能通过加入人类醛糖还原酶转基因来进行改善。有研究表明，小鼠视网膜中可能也有含有低醛糖还原酶活性。C57BL/6J 糖尿病小鼠表现出与糖尿病大鼠严重程度类似的高血糖，视网膜中未见山梨醇或果糖积累。糖尿病小鼠和糖尿病大鼠视网膜之间也不存在重要生化水平差异，糖尿病小鼠未出现节细胞凋亡或 Müller 胶质细胞反应，这与糖尿病大鼠多醇通路激活是神经胶质异常诱导的证据一致。另一项研究证实，在 1 年糖尿病 C57BL/6J 小鼠研究中发现神经元凋亡和 Müller 细胞反应性缺失。实验设置为两组，一组为糖尿病 C57BL/6J 小鼠，另一组采用 C57BL/6J 背景维持的 Ins2（Akita）小鼠，但未进行没有凋亡细胞计数；神经元凋亡结论是基于活化的 caspase-3 表达和视网膜层的形态测定，并未测定视网膜多元醇通路的活性。另一组内，Ins2（Akita）小鼠的 4 项糖尿病实验对 Müller 细胞反应性进行研究，结果与 STZ 诱导糖尿病小鼠的结果基本一致。最近对 15 个月 2 型糖尿病模型 db/db 小鼠的研究表明，视网膜 AR、Müller 细胞反应性、神经细胞凋亡和血管改变的增加不会出现在 db/db 基因缺陷小鼠中。因此，在糖尿病小鼠中，视网膜神经胶质与糖尿病大鼠体内病理异常并不完全相似。神经胶质异常无法检测时，多元醇通路活性同样无法检测，而当神经胶质异常出现时，多元醇通路的活性似乎是刺激的原因。

糖尿病小鼠模型中无细胞毛细血管与多元醇通路的关系尚不明确。随着糖尿病病程延长，STZ 诱导的糖尿病 C57BL/6J 小鼠模型无细胞毛细血管现象越来越多，6 个月后对病情进行强化治疗，此时视网膜的多元醇积累和神经胶质异常均不能被证明，表明在糖尿病小鼠视网膜内血管细胞多元醇通路激活，而神经元和胶质细胞是否受损还有待研究。由于血管细胞在整个视网膜细胞中所占比例较小，因此在整个视网膜制备过程中，不会涉及血管细胞多元醇的积累。在 db/db 小鼠体内的研究中，无细胞毛细血管的发展并未得到重视。血管计数为点或管染色的 IgG 视网膜切片，所呈现的数量会受到如切片的平面、厚度、血管弯曲度和血管灌注状态等多个混杂因素的影响。

由此，对动物模型实验数据进行总结，证据充分证明多元醇通路激活是糖尿病引起大鼠视网膜异常的机制。糖尿病犬的研究和山梨醇试验的结果并不支持多元醇通路在犬模型或人类 DR 发展中具有重要意义的观点。但相信未来的实验设计中，会逐一进行阐述说明。

（四）组织损伤时沉默多元醇通路的机制

多元醇通路的限速酶 AR 可对调控葡萄糖水平发挥作用，因此在葡萄糖毒性级联中排序较为靠前。AR 作为结构和动力学特性明确的基因编码，其活性可被多种小分子化合物所抑制，完全性 AR 缺乏可导致轻度肾源性尿崩症，在开发预防糖尿病并发症药物时，需要在 AR 抑制的合理性、可行性和有效性等方面进行综合评估，并加入 AR 抑制的相关分子含量测定，以更好地定位和监测 ARIs 的治疗效果，为临床前研究及临床试验奠定基础。

由于尚不清楚多元醇通路活性与组织损伤间的联系，如何抑制 AR 相关分子表达也成为需要解决的问题之一。在糖尿病犬研究以及山梨醇试验中，研究人员采用 ARIs 药物以防止山梨醇堆积，收效甚微，但在大剂量靶向使用 ARIs 以防止果糖而不是山梨醇的积累时，效果十分明显。此外，ARIs 对果糖的作用和组织异常的协同剂量依赖性已在神经和视网膜中均得到证实。在测试 ARIs 对大鼠 DR 的影响时发现，65mg/（kg·d）浓度 ARIs 可以抑制山梨醇和果糖的形成。如果山梨醇脱氢酶含量较高，在 AR 非常活跃的条件下山梨醇堆积风险较小，可知果糖在多元醇通路中相关性明显高于山梨醇。在此条件下，山梨醇含量不会明显增加，但会产生大量葡萄糖，促使 NADPH 生成 NADH 和果糖，最终导致细胞和组织异常加重。在糖尿病小鼠体内，氧化型谷胱甘肽（glutathione oxidized, GSSG）增加以及还原性谷胱甘肽（glutathione, GSH）增加，均提示氧化应激水平升高，而 ARIs 的正常摄取量大于果糖的正常摄取量。如果必须限制多元醇通路的氧化作用以限制其细胞毒性，则需要更大程度地抑制 AR。在糖尿病大鼠研究中，这种抑制作用所需的 ARIs 剂量比山梨醇试验中使用的剂量约大 20 倍。

ARIs 可抑制醛还原酶，醛还原酶是醛酮还原酶超家族中的另一种酶，在活性醛的解毒中起作用。ARIs 对 AR 的抑制作用大于对醛还原酶的抑制作用，但一些 ARIs，如山梨醇对 AR 的选择性并不高，这就对醛还原酶抑制是否有助于 ARIs 的有利作用产生了疑问，特别是在高剂量时是否会带来不必要的不良反应也尚未可知。磺化吡啶酮作为一种全新结构类的 ARIs，是有效的具有选择性的 ARIs。

进一步实验证实，只有大剂量的 ARIs 才能阻断多元醇通路，达到防止组织损伤所需的程度，但无法将这一剂量用于人体试验。在Ⅲ期试验中测试最多的两类 ARIs 化学药物——羧酸抑制剂和吡脲醛抑制剂的治疗指数都不理想。这两种类型都有不良反应，前者具有肝和肾毒性，后者可能具有严重的超敏反应。螺环亚胺和乙内酰脲类的新 ARIs 表现出比山梨醇更好的效果，并且在糖尿病患者中实现了对腓肠神经中多元醇通路的稳定抑制，并改善了感觉运动性神经病的体征和症状，预计将很快对这些药物进行更大剂量的试验。

（五）多元醇通路在人类 DR 中的重要性

山梨醇视网膜病变试验的结果可能是假阴性或真阴性。错误的阴性结果至少有两个原因：第一，山梨醇的剂量可能不足以实现和维持对视网膜多元醇通路的抑制；为了防止糖尿病大鼠视网膜多元醇通路的激活，需要更大的剂量（人体不能使用）。当为了测试疾病的致病机制时，要严格要求所选择的干预措施在特定的部位抑制或衰减目标机制。DCCT 和英国前瞻性糖尿病研究旨在测试代谢控制在糖尿病并发症中的作用，并实施了严密策略以在试验前进行验证。在临床试验中，药物或干预是否以足够的剂量在目标组织中达到效果的不确定性是反复出现的问题。胰岛素样生长因子 -1 在运动神经元疾病中的作用和外源性表面活性物质替代在急性呼吸窘迫综合征中的作用。山梨醇试验可能产生假阴性结果的第二个原因为它是一个干预试验，其中大约一半的研究人群有视网膜病变的临床证据。对 DR 的干预效果不如预防效果好，如 ARIs 目标的早期事件级联，导致视网膜血管细胞的死亡。

通过与非糖尿病患者相比，DR 患者的视网膜在节细胞、神经纤维和 Müller 细胞中表现出更丰富的 AR 免疫反应性。在器官培养中暴露于高葡萄糖水平下的非糖尿病眼捐赠者的视网膜与孵化的非糖尿病大鼠的视网膜以及从糖尿病大鼠中分离的视网膜中，山梨醇堆积程度相同。人类和大鼠视网膜中 AR 活性的可比生化结果强调了人类 AR 容易对高血糖做出反应。实际上，这种人体酶被广泛用作转基因，使小鼠容易发生白内障及动脉粥样硬化等糖尿病并发症。因此，高血糖状态下，人视网膜中的细胞（包括血管内皮细胞和周细胞）多元醇通路活跃。

另一项研究证实 AR 基因启动子区域的部分多态性与 DR 易感性或进展加快有关，也能侧面证实多元醇通路在人 DR 中发挥重要作用。（AC）n 二核苷酸重复序列的 Z-2 等位基因，位于 AR 转录起始位点上游 21kb 处，在 AR 启动子中，Z-2 等位基因与另一种多态性存在连锁不平衡，这种多态性也增加了视网膜病变的易感性，并与较高水平的 AR mRNA 有关。与 AR 表达增加相关的 Z-2 等位基因仅在糖尿病患者中发现，在非糖尿病个体中未发现，这表明其与糖尿病和高血糖相互作用。虽然高血糖与 AR 相互作用类型之一是为酶的活性提供底物（葡萄糖的 K_m 值较高），但也有研究表明高血糖对 AR 基因表达也存在影响。

根据目前研究结果，多元醇通路并不是 DR 中具有治疗潜力的唯一通路，因此，亟待解决的问题在于是否需要研究多元醇通路在 DR 中的作用。在糖尿病动物模型中，针对多元醇通路以外其他通路的干预治疗已被证实可延缓视网膜无细胞毛细血管进程，高血糖损伤途径中存在氨基胍和吡哆胺两种化合物，它们能促进 AGE 生成，另一种化合物 PJ-34 在足够剂量时具有抗血小板和抗炎作用。氨基胍以及其他不影响 AR 的抑制前体形成的药物也可以抑制无细胞毛细血管的发生发展，而 PJ-34 和阿司匹林则是通过下游通路发挥作用。糖尿病可诱发多种并发症，并引起并发症之间的相互作用，下一步应重视不同类别辅助药物的合理应用，为保证安全性和疗效性，应最大限度个性化降低患者的敏感性，提高患者的耐受性。

最新研究表明，目前只有 ARIs 可以预防多元醇通路的有害反应，在阿司匹林、氯吡格雷以及山梨醇对 DR 的影响研究中发现，阿司匹林和山梨醇都可以抑制无细胞毛细血管生成，但山梨醇还能够抑制 Müller 炎症表型。人视网膜病变的特征也包括 Müller 细胞毒性反应，ARIs 是目前唯一可以抑制糖尿病大鼠视网膜中 Müller 细胞毒性反应的有效药物，因此研究人员对 Müller 细胞内的结构支持、神经递质代谢、脱水功能以及血-视网膜屏障维持功能进行研究。在灵长类动物中，眼周 Müller 细胞的密度比视网膜周围的细胞密度约高 5 倍，因此在黄斑水肿发生发展过程中，Müller 细胞也起到关键作用。

黄斑水肿是 DR 的一种严重并发症。由于啮齿类动物没有黄斑结构，因此不能在常规动物模型中进行研究。在糖尿病患者中，黄斑水肿的特征在于细胞外液在亨勒层（Henle's layer）和视网膜内核层中积聚，眼液积聚不仅由于毛细血管异常渗透性，而且也存在吸收机制缺陷。糖尿病黄斑水肿与血糖控制不良密切相关。血糖控制不佳使得 Müller 细胞内葡萄糖含量高，大多细胞含有胰岛素不依赖的葡萄糖转运体 1（glucose transporter 1, GLUT1），而且由于 AR 水平较高，其多元醇通路活性也较高，这种结合可能使细胞暴露于包括氧化应激和渗透应激在内的所有途径的不良后果之下。

根据整个视网膜中的生化数据可知，由于激活多元醇通路，Müller 细胞氧化应激水平增强，并由此引发炎症或其他反应表型。糖尿病可改变 Müller 细胞中大量基因表达水平，影响反应性表型和功能改变，这种改变的性质表明了多种诱导机制。因此，Müller 细胞功能异常的预防可能需要对高剂量 ARIs 进行研究，但多元醇通路激活产生渗透可能在低剂量时就能诱导。ARIs 具有与 DR 有关的 3 种适应证：①针对急性黄斑水肿缓解；②针对同时预防黄斑水肿和微血管病变；③与其他治疗微血管病的药物组合，共同预防黄斑水肿。鉴于不同适应证和不同具体目标所需的不同治疗持续时间，这 3 种情况下均可以采用药效和治疗指数不同的 ARIs 来治疗。

七、过氧化物酶体增殖物激活受体

过氧化物酶体增殖物激活受体（peroxisome proliferators-activated receptors, PPAR）是调节多种生理功能的转录因子，主要作用包括饮食脂质的代谢和维持体内血糖平衡。PPAR-γ 为其治疗用途提供了巨大潜力。这种受体的几种合成配体现在已被广泛用于治疗 2 型糖尿病、肥胖、血脂异常以及高血压等疾病。此外，研究人员还对该受体的配体在与炎症和血管生成有关的各种其他条件下（如肿瘤和心血管疾病）的防御作用进行了测试。结果显示，这些防御作用使 PPAR-γ 的这种内源性配体能够限制 DR 的进展，从而抵抗 DR 引起的视觉障碍进程。

（一）PPAR-γ 及其内源性配体

PPAR 最初是一种孤儿受体，其作为一种核受体，现已被认为是几种生理活动的潜在调节剂，主要作用包括饮食脂质的代谢和维持体内血糖平衡。然而，最近的研究揭示了这些受体的功能更为复杂，使其成为治疗各种病理状况的预期靶标。PPAR 大致上可分

PPAR-α、PPAR-β（或 PPAR-δ）和 PPAR-γ 3 个子类型。其中，PPAR-α 主要在与脂肪酸氧化相关的组织上表达，即肝脏、心脏和骨骼肌。因此，在能量代谢中起着关键作用。此外，它还与葡萄糖代谢和胰岛素抵抗的调节有关。PPAR-β（或 PPAR-δ）调节脂质代谢并减少脂肪细胞分化，从而预防或抑制肥胖。在 3 种 PPAR 受体亚型中，PPAR-γ 被认为是最重要的，它在脂肪组织中大量表达，高度参与调节脂质和葡萄糖的代谢，具有结合噻唑烷二酮的能力，已成为抗糖尿病治疗的重要靶点。噻唑烷二酮是用于增加脂肪形成和摄取脂肪酸的合成配体，从而降低肝脏、肌肉和全身脂质的循环浓度，改善 2 型糖尿病患者的胰岛素敏感性。由于它们具有减少脂质供应的能力，因此也正在研究它们在治疗与体内高脂质含量相关的各种心血管疾病中的用途。

尽管已知许多 PPAR-α 内源性配体，但很少被发现可与 PPAR-γ 结合。这些内源性配体包括必需脂肪酸、植酸以及亚油酸的氧化代谢物，如 9- 羟基十八碳二烯酸（9-HODE）和 13- 羟基十八碳二烯酸（13-HODE）、多不饱和脂肪酸（如花生四烯酸），它们的代谢物包括 12 和 15- 羟基二十碳四烯酸和类花生酸棕榈酰乙醇酰胺，后者是一种脂肪酸酰胺，与 PPAR-α 和 PPAR-γ 结合表现出抗炎和神经保护作用。

最重要的配体是 15- 脱氧 -δ-12,14- 前列腺素 J2（15d-PGJ2），它是前列腺素 D_2 的代谢产物，这是第一个被发现的 PPAR-γ 内源性配体。PPAR-γ 配体与另一种核受体类视黄醇 X 受体结合后诱导其异二聚。PPAR-γ- 类视黄醇 X 受体复合物的形成导致某些构象改变，然后其共激活因子或响应元件相互作用，并诱导各种靶基因转录的改变，从而引发许多生物学响应，如维持脂质和葡萄糖代谢和能量稳态，调节炎症、细胞发育、分化和增殖等。由于 PPAR-γ 参与了上述生理过程，因此正在研究其在各种病理状况下（如血脂异常、糖尿病、肥胖、癌症、肺和肾脏疾病、神经退行性疾病等发炎性疾病和心血管疾病等）的作用。

（二）PPAR-γ 在糖尿病视网膜病变中的作用

PPAR-γ 的生理反应存在多个分子参与，某种程度上来说，PPAR-γ 可改善 DR 期间引起的各种病理变化，即高血糖症引起的炎症，视网膜神经元和血管细胞的血管生成和凋亡。尽管尚未确定糖尿病视网膜病变发病机制背后的确切分子机制，但大量相关研究已排除了单一途径作用因素。除了在其病理生理学中发现的炎症、AGE 的积累、氧化应激、神经退行性病变、血管生成和视网膜细胞凋亡的确定性作用外，其病因是基于几种病理事件之间的复杂相互作用。由于糖尿病视网膜病的发病机制中囊括每个病理时间，因此仅消除其中的一个因素不能完全限制这种并发症的发展。即使去除这一因素产生了某些有益的作用，其余致病因素的存在也会消除或掩盖这些作用，因此不会在总体状况上产生任何改善。单独使用任何排他性疗法（单独使用抗炎疗法或抗血管生成疗法）或其他任何被称为糖尿病视网膜病变的替代疗法的新颖疗法均未完全限制或预防这种疾病的发展。综上所述，需要开发一种可以同时限制或消除所有这些病理事件的影响的疗法。PPAR-γ 激动作用提供了这样一种可能性。在这方面进行的各种研究表明，PPAR-γ 内源性配体能够调节所有上述因素，因此，无论是天然获得还是合成制备的药物都可以有效地用于阻止或消除 DR 的进展。

八、多腺苷二磷酸核糖聚合酶

多腺苷二磷酸核糖聚合酶 [poly（ADP-ribose）polymerase，PARP] 是一种不活跃的前体核酶，在细胞受到 DNA 损伤信号后被激活。当细胞内葡萄糖增加时，线粒体 ROS 产生增加，可导致 DNA 链断裂，从而激活 PARP。PARP 一旦被激活，PARP 的底物耗尽，NAD^+ 分子分解为烟酸和 ADP- 核糖，从而减缓糖酵解速率和线粒体功能。通过调节锰超氧化物歧化酶（MnSOD）或解偶联蛋白 1（uncoupling protein 1，UCP-1）可抑制线粒体超氧化物或活性氧的产生，并通过 ADP 核糖抑制甘油醛 -3- 磷酸脱氢酶（GAPDH）及降低其活性。研究发现，PARP 可降低 GAPDH 活性，激活多元醇和 PKC 通路，增加细胞内 AGE 形成和激活己糖胺通路而促进活性氧和活性氮的生产，在血管内皮功能障碍和糖尿病并发症发病机制中起重要作用。PARP 也可增强 NF-κB 的活性导致 NF-κB 依赖的基因表达增加，如 ICAM-1、MCP-1 和 TNF-α 可升高白细胞黏附和产生更大的氧化应激。在高糖培养的内皮细胞中发现，PARP 可抑制 NF-κB 激活和黏附分子的表达。研究证实，STZ 诱导的糖尿病大鼠 PARP 活性增加，PARP 抑制剂可减少视网膜氧化应激、神经胶质细胞的激活及因棕榈酸导致的周细胞和内皮细胞死亡。

在糖尿病视网膜和高葡萄糖条件下的内皮细胞和 Müller 细胞中，氧化 / 亚硝化应激明显增强，如 MAPK 和 NF-κB 激活、内皮素 -1 和环氧化酶 -2（cyclooxygenase-2，COX-2）过表达以及炎症反应增强。PARP 的激活是自由基和氧化剂诱导的 DNA 损伤的重要下游效应物，存在于短期（4 周）STZ 糖尿病大鼠的内核层和视网膜节细胞层。在 12 周糖尿病大鼠中，节细胞层、内核层、外核层以及视网膜脉管系统的内皮细胞和周细胞的核中存在增加的 ADP- 核糖基聚化反应性表现的 PARP 活化。3- 氨基苯甲酰胺和 1,5- 异喹啉二醇这两种结构上不相关的 PARP 抑制剂使糖尿病相关的视网膜多聚（ADP- 核糖）聚合酶免疫反应性增加迟缓。最新研究显示，口服活性 PARP 抑制剂 PJ34 使其反应迟缓。因此，PARP 抑制剂可穿透血 - 视网膜屏障发挥作用。多聚（ADP- 核糖）聚合酶免疫反应性的增加与视网膜 NAD^+ 浓度的降低有关，也可以通过 PARP 抑制剂得到改善。在高糖暴露培养的牛视网膜内皮细胞中也发现了 PARP 的激活。

在 DR 中，PARP 激活的重要作用已在研究中逐步被发现，毛细血管细胞加速死亡被认为是无细胞毛细血管形成的主要原因。采用 PARP 抑制剂 PJ34 治疗可防止 STZ 诱导的糖尿病 36 周大鼠体内胰蛋白酶过度消化，视网膜血管系统制剂中 TUNEL 检测结果阳性毛细血管细胞（内皮细胞和周细胞）数量增加约 3 倍。在同一项研究中，PJ34 被证实可防止糖尿病大鼠白细胞停滞的增加，可能是由于抑制了细胞间黏附分子 -1 的表达，细胞间黏附分子 -1 是视网膜中 NF-κB 依赖性转录的产物。在同一项研究中，发现 PARP 与牛视网膜内皮细胞中的 NF-κB（p50 和 p65）的两个亚单位直接相互作用。

PARP 抑制剂可降低短期 4 周 STZ 糖尿病大鼠视网膜中 VEGF 的过度表达，抑制神经细胞凋亡。在糖尿病大鼠的内核层和节细胞层中，VEGF 免疫反应性明显增加，激活 PARP 和增加共同定位。ELISA 结果显示视网膜 VEGF 蛋白过度表达。两种 PARP 抑制剂（3- 氨基苯甲酰胺和 1,5- 异喹啉二醇），可对抗糖尿病诱导的视网膜 VEGF 蛋白和免疫反应性增加，而不改变对照组大鼠体内 VEGF 蛋白浓度。但糖尿病和上述 PARP 抑制剂都不影响 VEGF mRNA 含量。因此，糖尿病相关 VEGF 蛋白过度表达是通过氧化应激和转录后水平的 PARP 激活来介导的。在已知能显著诱导 VEGF 表达的体外缺氧细胞模型中也可观察到类似现象。缺氧会导致视网膜色素上皮细胞中 VEGF mRNA 基因和蛋白质呈数倍增加。在使用 PARP 抑制剂治疗时，VEGF mRNA 的表达略微被抑制，而 VEGF 蛋白的过度表达则得到了基本纠正，但 PARP 参与糖尿病和缺氧相关视网膜 VEGF 过度表达的机制仍然需要进一步研究。

目前 PDR 的治疗受限于严格的血糖控制，如将血压维持在 140/80mmHg 以下、血脂正常以及不吸烟，通过视网膜破坏性治疗（主要是激光光凝术）使已建立的 PDR 退化；通过移除或修复视网膜脱离和切除晚期视网膜新生血管膜可以改善 PDR 并发症。动物和细胞培养研究的进展表明，靶向激活 PARP 及其下游（NF-κB 激活、炎症反应）可能是预防 PDR 和糖尿病相关黄斑水肿的一种有前景的新方法。

九、醛糖还原酶

（一）AR 参与 DR 的发生

从高血糖症到与 DR 相关的生化、功能和形态异常的机制尚未完全了解，因此阻碍了预防和治疗这种极具破坏性的并发症的有效方法的发展。许多研究表明，糖尿病相关背景下的视网膜病变、新生血管形成和血管增生均可导致 AR 活性增强。AR 在 DR 发病机制中的作用至少由以下证据支持：

1. 糖尿病和半乳糖喂养动物模型中生理（血管通透性、白细胞与内皮细胞黏附增加）、代谢（多元醇通路激活、增强的血管内皮生长因子产生）和形态学（过早凋亡、周细胞脱落和无细胞毛细血管的形成、增殖变化）异常的相似。

2. 通过结构多样的 ARIs 预防 DR。

3. 在患有糖尿病的人类受试者中获得的 AR 基因多态性数据。

（二）AR 参与 DR 的发病机制

AR 参与 DR 的发病机制尚不完全清楚。早期研究表明，AR 活性增强可导致多元醇积累和渗透压改变。随后发现 AR 活性增强可导致糖尿病视网膜的多种生化异常，包括丙酮酸和 α- 酮戊二酸耗竭、线粒体和胞质 NAD^+/NADH 氧化还原失衡、血管内皮生长因子的上调、脂质过氧化产物的积累、抗氧化防御的下调、胶质原纤维酸性蛋白的过度表达、视网膜血管壁补体的激活以及 DNA 断裂等。

实验证据表明，DR 的形态学异常，如周细胞脱落、无细胞毛细血管的形成、内皮细胞增殖和血管闭塞与非酶糖化和晚期糖化终产物的积累有关。多项数据支持两种相互关联的现象的重要作用，即内皮蛋白激酶 C（PKC）激活和视网膜缺氧（由于血流量减少）在糖尿病诱导的 VEGF 产生增加中的重要作用，伴随着血管通透性的增加和血 - 视网膜屏障的破坏。

不同治疗药物对 DR 产生相同的疗效：① ARIs 和抗氧化剂对视网膜周细胞损失和无细胞毛细血管形成的作用；② ARIs 和 β 异构体特异性 PKC 抑制剂对血管通透性的影响；③ ARIs、氨基胍和 β 异构体 PKC 抑制剂对 VEGF 产生的影响；④ ARIs、抗氧化剂和 PKC 抑制剂对视网膜白细胞增多的抑制作用；⑤ ARIs、氨基胍和抗氧化剂硫辛酸对视网膜细胞凋亡的影响，提示在 AR- 糖基化和 PKC 介导的糖尿病诱导的视网膜病理机制中存在共同的联系。

氧化应激由增强的 AR 活性、非酶糖基化 - 糖氧化和 PKC 活化产生，反之亦然，可促进糖基化和二酰基甘油 -PKC 途径的活化，是这种共同机制作用的综合产物。许多研究显示，早期和长期糖尿病患者视网膜脂质过氧化增加和抗氧化防御受损。随着对糖尿病视网膜中氧化损伤和抗氧化防御变量的研究不断加深，尤其是对视网膜氧化应激早期标志物的尝试，发现已存在矛盾之处。在对比试验中，尽管在诱导糖尿病后 1 ~ 2 个月就出现了 GSH 的减少和氧化型谷胱甘肽（GSSG）水平的增加，但未能证明具有相似持续时间的糖尿病大鼠的上述参数有任何变化。在糖尿病持续 6 周的大鼠视网膜中，还发现了其他抗氧化酶（GSH 过氧化物酶、GSSG 还原酶、GSH 转移酶）的下调。4- 羟基乙醛（4-hydroxyacetaldehyde，4-HA）是脂质过氧化的毒性产物，也是糖尿病视网膜中氧化应激的早期标志。短期糖尿病中视网膜脂质过氧化的增加完全被 DL-α- 硫辛酸所阻止，DL-α- 硫辛酸是一种通用抗氧化剂，结合了自由基清除和金属螯合特性以及再生其他抗氧化剂水平的能力，并可穿透血 - 视网膜屏障。DL-α- 硫辛酸也可以通过有效和特异的 AR 抑制剂（非达司他）来预防，该抑制剂还可以抵消毛细血管细胞的损失、抑制 VEGF 过度表达、减少血管通透性增加以及 DR 特有的高葡萄糖诱导的周细胞凋亡。短期 STZ 糖尿病大鼠存在硝基酪氨酸的视网膜积聚，硝基酪氨酸是过氧亚硝酸盐诱导损伤的标志，亚硝酰化蛋白质在所有视网膜层中都有所增加。糖尿病相关的 NT 免疫反应性增加可被非达司他所抑制。长期（11 个月）STZ 糖尿病大鼠的硝基酪氨酸和 8- 羟基 2' 脱氧鸟苷（DNA 氧化损伤的标志）浓度增加了约 2 倍，α- 硫辛酸可防止这两种产物的积累。短期暴露于高糖后，视网膜血管细胞中存在明显氧化 / 亚硝化应激。高葡萄糖诱导的牛视网膜内皮细胞中 CM-H2DCFDA 荧光（细胞内氧化应激的标志）的增加可由非达司他大幅度逆转。但非达司他不能改善由 3 种不同的前氧化剂 [GSH 生物合成的抑制剂 L- 丁硫氨酸（S，R）磺酰亚胺、马来酸二乙酯和伯氨喹] 引起的细胞内氧化应激，这表明该药物不具有直接的抗氧化特性，而是独立于其山梨醇途径发挥抑制能力。

氧化 / 亚硝化应激在 DR 中具有重要作用，许多抗氧化剂（维生素 E、维生素 C、尼卡那汀和硫辛酸）以及抗氧化剂混合物已被证明能有效预防糖尿病视网膜的生化、功能和形态异常。氧化 / 亚硝化应激与糖尿病相关的视网膜 VEGF 过度表达有关。VEGF 是一种选择性 RNA 剪接的分子量为 45kDa 的同二聚体糖蛋白，在人体中以 4 种亚型存在，由多种视网膜细胞（包括色素上皮细胞、周细胞、内皮细胞、胶质细胞和节细胞）产生。VEGF 在正常视网膜血管发育或血管生成中发挥重要作用，其上调也可导致血管通透性增加和诱导与

PDR 相关血管生成。ROS 在控制 VEGF 基因表达中的作用已经在几种氧化损伤模型中得到证实。人 RPE 细胞在超氧化物或过氧化氢环境中，血管内皮生长因子的基因水平迅速增加。抗氧化剂以剂量依赖的方式阻断了超氧化物诱导的 VEGF mRNA 的增加。RPE 细胞经历复氧在体外和体内眼部再灌注，也提高了视网膜 VEGF mRNA 的水平。视网膜内 VEGF mRNA 水平的再灌注相关增加和 AGE- 诱导的神经节、内核和视网膜色素上皮层 VEGF 表达的增加都可被体外抗氧化剂阻止。在以往研究中，牛磺酸和 DL-α 硫辛酸两种抗氧化剂，在 6 周糖尿病大鼠中对抗视网膜脂质过氧化产物积累和血管内皮生长因子蛋白过度表达，另一种抗氧化剂羟苯磺酸钙对 STZ 糖尿病大鼠视网膜 VEGF 免疫反应也起到抑制作用。

十、己糖胺途径

己糖胺途径是由高血糖引起的糖尿病发病机制之一。谷氨酰胺 -6- 磷酸果糖酰胺转移酶（Glutamine-fructose-6-phosphate amidotransferase，GFAT）的表达增加可导致一些糖酵解代谢产物的转移，如果糖 -6 磷酸己糖胺途径产生尿苷二磷酸（uridine diphosphate，UDP）-N- 乙酰氨基葡萄糖。通过增加纤溶酶原激活物抑制物 -1（PAI-1）和转化生长因子 -β1（TGF-β1）的表达，高血糖激活己糖胺通路途径，对糖尿病血管造成损伤，最终导致糖尿病并发症。高血糖引起的葡糖胺增加可致骨骼肌、脂肪细胞以及 HbA1c 的胰岛素抵抗，与 2 型糖尿病 GFAT 酶活性息息相关。研究表明，氨基己糖生物合成途径可能通过影响胰岛素的神经保护作用或通过改变蛋白质的糖基化诱导的细胞凋亡而引起视网膜神经退行性疾病。苯磷硫胺为一种脂溶性维生素 B₁，与 AGE 形成 PKC 通路共同抑制己糖胺通路，在高血糖诱导血管损伤及探讨糖尿病发病机制从而预防糖尿病的发生发展中具有重要意义。

十一、细胞凋亡

在程序性细胞死亡（programmed cell death，PCD）概念出现之前，研究发现糖尿病患者视网膜组织学切片有致密小体出现，证实糖尿病可导致细胞凋亡。STZ 诱导的糖尿病小鼠模型中可发现内层视网膜神经元慢性缺失。DR 的视觉损失不仅与早期光感受器丧失有关，也与微血管病变存在关联。因此，视网膜神经退行性病变和视网膜微血管病变应为 DR 的共同发病机制。对糖尿病大鼠研究发现，半胱天冬酶可作为细胞凋亡的标志物之一。研究发现 caspase-1 与 IL-1 信号通路在糖尿病小鼠视网膜毛细血管病变中起着重要的作用，抑制二者的活性可减少糖尿病视网膜毛细血管变性。凋亡因子表达以及血管内皮细胞中的 B 淋巴细胞瘤 -2（B-cell lymphoma-2，Bcl-2）可调控糖尿病引起的视网膜毛细血管变性和过氧化物的产生。部分研究还表明，Bax 蛋白（促凋亡蛋白）的表达与退行性疾病密切相关，糖尿病大鼠视网膜细胞凋亡增加，证实其发生在视网膜内也是 DR 发病机制的一部分。在肿瘤坏死因子 -α（TNF-α）和 AGE 的参与下，促凋亡因子的激活也可导致视网膜周细胞凋亡，这也可能是 DR 细胞凋亡的潜在发病机制。

第六章
糖尿病视网膜病变电生理

糖尿病视网膜病变（DR）通常被认为是一种视网膜血管疾病，而很少被视为一种真正的神经感觉障碍。在这种疾病中，视觉障碍不仅是由微血管改变引起的，还由神经损伤引起。当 DR 已经到了晚期且不可逆的阶段时，就会出现眼部症状（如视力逐渐缓慢下降、视物变形和一只眼睛突然失明）。眼部检查包括：光学相干断层扫描（optical coherence tomography，OCT）（特别是在黄斑水肿的情况下）和静脉荧光血管造影（intravenous fluorescein angiography，IVFA）。IVFA 是一种侵入性检查（需要静脉注射造影剂）。近年来，心理物理学和电功能检查的应用越来越广泛，这些方法在识别已经处于临床前阶段的疾病症状方面是非常敏感的。评估视网膜和大脑（视束）功能的新的神经生理学技术，如视网膜电图（electroretinogram，ERG）和视觉诱发电位（visual evoked potential，VEP）测量的出现，使得人们能够更详细地研究糖尿病可能对视觉功能产生的影响。

一、标准闪光视网膜电图

标准闪光视网膜电图是一种电功能测试，能够评估视网膜对非结构光刺激（flash）的生物电反应。它可以测试整个神经视网膜表面，仅限于光感受器和外丛状层的状态。记录的电位反映了许多与糖尿病有关的不同类型细胞：光感受器、双极细胞、无长突细胞和 Müller 细胞。

根据国际临床视觉电生理学会（International Society of Clinical Visual Electrophysiology，ISCEV）规定，标准的 ERG 检查至少包括 5 种不同的检查：暗视 ERG（暗适应眼和弱闪光）、大规模联合 ERG（黑眼和强闪光）、振荡电势、明视 ERG（强闪光和闪光锥细胞反应）和闪烁 ERG（快速重复刺激）。ERG 的每个组成部分均具有以下参数：潜伏期（刺激开始与反应开始之间的时间）、隐性时间（刺激开始和响应峰值之间的时间，以毫秒为单位）和幅度（如电压波）。

20 世纪 90 年代已经提出了光适应性闪光 ERG 和振荡电位（oscillating potential，OP）在了解 DR 和光适应性闪光 ERG 的病理生理学的重要性，以及振荡电位在预测从非增殖阶段到影响视力的阶段（增殖阶段）的进展方面的作用。在近期的研究中，用 ERG 研究了 31 位糖尿病患者的视锥反应（其中 15 位没有视网膜病变症状）。结果显示，在有或无视网膜病变的糖尿病患者中，S 型视锥早期受累对蓝光敏感（b 波振幅降低），更容易受到缺氧损伤。振荡电位是与 DR 诊断最相关的视网膜电图检查，是与 b 波上升相重叠的 4/5 小振幅高频波。这些反映了无长突细胞对双极和节细胞施加的负反馈的活动。振荡电位是视网膜营养障碍的良好标志，因此，即使在视网膜病变的临床前阶段，糖尿病患者中也常常缺少振荡电位。特别是 OP-2 和 OP-3 倾向于在中央凹区域早期受到影响时消失，而 OP-4 在更大范围的损伤中消失。

科研工作者试图将 ERG 的变化与无 DR 临床症状的患者的视网膜血管口径相关联，结果显示振荡电位的振幅降低，隐性时间变慢；暗视 ERG 能够检测到视杆细胞受累。在链脲佐菌素（STZ）诱导的糖尿病的小鼠（STZ 是一种对胰岛 β 细胞有毒的物质；单次注射 60~70mg/kg 足以在 48h 内引起 1 型糖尿病）中证实了 Müller 细胞活性的增加。这种增加会导致振荡电位的改变，如幅度减小和等待时间增加。有研究人员使用相同类型的实验动物推测谷胱甘肽（GSH）可能在视网膜电图改变中起作用，事实上，GSH 和所有 ERG 参数之间存在显著的相关性，而与高血糖的存在并没有显著关系。

二、多焦视网膜电图

多焦视网膜电图（multifocal electroretinogram，mfERG）被认为是诊断和监测黄斑病变的最佳电功能方法。它提供了一种测量视网膜和黄斑完整性的方法，特别是当变化很小且功能障碍局限在很小的区域时。mfERG 主要检测视网膜前两层（光感受层和外丛状双极层）引起的弱振幅反应，主要反映后极部感光细胞功能。为了预测 DR 发生的危险因素，许多研究小组都使用了 mfERG，并发现视网膜中神经元的改变（功能改变）比血管损伤早得多，是已经出现解剖损伤的一个迹象：mfERG 可以非常准确地将功能缺陷与视网膜受影响的部分联系起来。各种研究中考虑的参数是 P1 主波的潜伏期（incubation period，IT）和振幅（amplitude，AMP）。

在这一意义上相关的研究结果显示 mfERG 在 DR 早期发现视网膜区域具有敏感性，并将功能改变（IT 增加和振幅降低）与解剖损害相关联。他们将视网膜划分为 35 个区域，对 23 名患者的 46 只眼睛进行监测：在随访期间，mfERG 检查中最先出现黄斑水肿的区域变化最大。使用样本规模较小的受试者（18 名患者）用类似的方法进行更长时间的持续随访，研究结果相似。对年轻人（T1DM 青少年）的 mfERG 进行评估，观察到鼻侧视网膜与其他区域相比，敏感度增加（尤其是 IT 增加），同时在成人身上也证明了这一点，这些发现表明鼻侧视网膜区域最易受糖尿病损害，而且 mfERG 非常容易发现损害，有助于早期评估。

在 2010 年，一些学者进行类似目标研究，mfERG 检查 48 例无 DR 的 T1DM 青少年和 45 例对照者。考虑的参数包括糖化血红蛋白 A1c（HbA1c）水平、糖尿病诊断时间、诊断年龄、检测年龄和性别。研究人员记录了标准（103 个六边形）和慢闪光（61 个六边形）mfERG，发现长期血糖控制不佳与局部神经视网膜功能障碍区域的增加有关。因此，mfERG 在 DR 发病前就显示出局部视网膜功能障碍，与临床异常程度成正比。尤其是 P1

IT 变化的分析提高了测试灵敏度，因为它是第一个改变的参数。与健康眼睛相比，硬性渗出液似乎延长了 P1 的隐性时间，而且与黄斑厚度无关。将其与特定的程序进行比较，如 M1M2 范式或明视阴性反应，在这些病例中，mfERG 在临床前阶段识别视网膜受损区域的能力也得到了证实。

在一项研究中，研究人员使用了时空偏最小二乘法（space-time partial least squares，ST-PLS），这是一种多变量分析，它改进了从现代成像技术中获得数据。ST-PLS 使用从所有点获得的数据，可以对与视网膜功能相关的波形和信号分布的变化进行严格的统计评估。把传统分析技术的结果与 ST-PLS 的结果进行了比较，结果发现，在没有 DR 的 T1DM 患者中，IT 变化而不是振幅变化，此外，无法确定这些空间位置的变化。相比之下，研究人员使用 ST-PLS 发现各组之间存在显著差异，他们可以在视网膜图上突出这些空间位置的变化，从而证实糖尿病患者视网膜功能的变化发生在临床疾病发生之前。

mfERG 检查已被证明在临床前期非常有用，但在药物干预或激光光凝术后对 DR 患者的随访中不太适用，特别是与其他检查方法（OCT 和 IVFA）比较，许多结果是矛盾的，这也是因为研究对象的异质性和使用技术的差异。研究人员发现玻璃体内注射曲安奈德治疗糖尿病黄斑水肿（DME）后，mfERG 不能用于评估视网膜功能，这可能是因为黄斑损伤不可逆。另一方面，研究人员在激光光凝术和其他研究中发现了 P1 波振幅的降低。对 21 例（25 只眼）DME 患者术后（标准的三孔平坦部玻璃体切割术联合内界膜剥离）1 周、1 个月、3 个月、6 个月的 mfERG 进行了评价，均认为 mfERG 有助于预测功能预后。

三、模式视网膜电图

模式视网膜电图（pattern electroretinogram，PERG）反映视网膜的视感细胞在光的刺激下产生的一组复合的电位变化，可用来了解视网膜的功能。PERG 是通过使用结膜或皮肤电极来测量的，这种电极不会改变视力，而视觉刺激是由白色和黑色元素以规则的频率交替的结构化图案（通常是棋盘）构成的。最近的研究表明，PERG 在检测与糖尿病相关的临床症状异常前具有较高的敏感性。研究人员对 42 例 T1DM 患者进行了检查，动脉瘤数从 0 ~ 4（荧光血管造影突出显示），病程小于 11 年。所有患者均无合并眼病或与糖尿病相关的全身并发症。PERG 结果显示，对照组、DR 患者和糖尿病早期视网膜病变患者与无视网膜损伤的糖尿病患者之间的比较，糖尿病组 N95 波振幅明显降低，均有显著性差异，糖尿病早期视网膜病变患者与无视网膜损伤的糖尿病患者没有视网膜损害。波幅与病程呈负相关。

由于该方法在检测视网膜节细胞活性方面的敏感性，PERG 也被广泛应用于疑似青光眼或高眼压的糖尿病患者。即使视野检查正常，疑似青光眼的糖尿病患者的 N95 波振幅与对照组相比也发生了改变。最近研究指出，这项试验的进一步应用是评价玻璃体内注射贝伐单抗治疗糖尿病黄斑水肿后的功能恢复情况。在 1 个月和 3 个月后，发现用 2.5mg 的贝伐单抗治疗后，视力和 P50 波振幅均有增加。

四、焦点视网膜电图

焦点视网膜电图（multifocal ERG，mfERG）又称中央凹视网膜电图或焦点黄斑视网膜电图，主要用于评价中央凹锥体。通常在低频率（如 8Hz）和高频率（如 41.4Hz）的开关调制中记录。研究人员将 52 例实验组与健康对照组比较，结果 26 例 T2DM 患者的隐性时间增加，FERG 波幅降低，但眼底镜检查无任何视网膜病变。这些变化与疾病持续时间之间有显著相关性，而与糖化血红蛋白（血糖控制指数）的值无关。实验研究了 60 个受 T1DM 影响的子对象，使用小刺激（9°）和 8Hz 的频率来分析 FERG。谐波分析显示，与同龄健康对照组相比，轻度甚至无视网膜病变的糖尿病患者的 b 波振幅降低，从而导致 b 波的改变。在统计学上，这种变化与疾病持续时间和血糖控制有显著的相关性。

五、视觉诱发电位

视觉诱发电位（visual evoked potentials，VEP）是视觉刺激引起的枕叶皮质生物电位的变化，是由复杂的神经感觉事件产生的。这些事件与神经冲动沿视神经束从光感受器到枕骨的转换和传递有关。可以通过模式或闪光刺激激发。正如国际临床神经生理学联合会（International Federation of Clinical Neurophysiology，IFCN）和国际临床视觉电生理学会（ISCEV）的建议所指出的，使用标准化方法将各个实验室之间的共享数据标准化是非常重要的。图形视觉诱发电位是由投射在电视屏幕上的结构刺激物（通常是棋盘）亮度对比度的变化所引起的一组电响应，并在头皮上放置特定的电极进行检测。闪光视觉诱发电位是由短时间高强度光刺激诱发的一系列电反应构成的。视神经纤维对这类刺激的反应不同于对模式刺激的反应，在这种情况下，它与辨别能力（视觉敏锐度）无关，但更粗略地引导亮度（大细胞系统）和运动的信息。

糖尿病影响视觉功能的电生理和心理生理两个方面。可以评估的 VEP 的主要参数是潜伏期、振幅、地形图和波形以及几个外部因素，如技术特征、患者的配合、固定、注意力、性别、年龄、光学介质的透明度和瞳孔的大小都或多或少改变检查结果。然而，P-100 波的振幅和潜伏期是临床上视觉通路显著改变最可靠的指标。在没有视网膜病变症状的两种糖尿病患者中，VEP 波幅显著降低，潜伏期延长。这意味着在发现解剖异常之前，功能性神经元已经开始丧失。

几项涉及不同程度视网膜病变患者的视网膜新生血管（PDR）与异常 VEP 之间存在强烈相关性，这归因于糖尿病患者视网膜节细胞和神经纤维的严重损伤。研究人员研究了 40 例糖尿病患者的 VEP（包括 20 例 NPDR 和 20 例无视网膜病变的患者）并与 40 例年龄和性别相匹配的正常非糖尿病对照组对照，研究视觉诱发电位在疾病临床症状出现之前识别视网膜节细胞损伤的迹象。糖尿病患者中枢神经系统功能障碍的病理生理学机制尚不完全清楚，但其病因肯定是多因素的。可能血管和代谢因素与糖尿病周围神经病变相似，在糖尿病周围神经病变中，缺血和蛋白质合成减少导致神经纤维丢失。为了支持外周和中枢神经病变之间的共同发病假说，一些研究人员认为，有外周损害的受试者比没有周围神经受累迹象的受试者有更高的视觉诱发电位异常。似乎这种损害与病程有关，而与血糖控制无关。很明显的是，与视网膜相比，中枢神经元的损伤是非常早的。

近来，诸如多焦点 VEP（mfVEP）之类的更复杂的方法也已经被用于尝试将诱发电位的改变与特定视网膜区域相关联。在视网膜病变组中，来自视网膜病变区域的 IT 明显长于没有视网膜病变区域的 IT。mfERG IT 比 mfVEP IT 更常见。考虑到这些发现，建议对 VEP 进行闪光和模式视网膜电图（PERG）辅助，以确认存在外部视网膜受累，从而排除内部视网膜和 / 或视觉通路的直接受累。

视网膜病变作为糖尿病的主要并发症，在视觉功能障碍的发生中起着重要作用。然而，在临床可以检测到结构改变之前，视网膜和视觉通路中就出现了一些异常。视觉功能是一个复杂的感觉系统，因此糖尿病患者的视觉异常必须从更广泛的意义上进行研究。所描述的技术允许在视觉过程的不同阶段对该系统进行评估，并且在临床和研究环境中都具有重要作用。对神经视网膜的功能和电生理的全面了解可以更深入地了解糖尿病对中枢神经系统的影响，而这一领域传统上比周围神经系统领域受到的关注更少，而加强这些诊断方法在日常临床实践中的使用，可改进患者的护理方法。长期以来，人们一直在寻找一种可重复、廉价、快速、客观的 DR 筛查方法。视网膜电图，特别是对振荡电位和 mfERG 的研究，虽然有一些技术上的局限性和相当高的成本，但已被证明是一种有价值且客观的工具，可用于糖尿病患者的眼科随访。VEP 检查通过对 P-100 波的分析，评估从视网膜到视皮层的视觉功能，从而提供有关视通路功能的重要信息。但这些诊断技术最大也是最令人遗憾的局限性为利用率仍然很低。

第七章
糖尿病视网膜病变的影像学检查

一、糖尿病视网膜病变的影像学检查研究进展

由于糖尿病患病率迅速上升，以及未经治疗的 DR 可能威胁视力，英国各地的健康委员会建议进行彻底的筛查计划，以便在糖尿病的早期阶段发现无症状的视网膜病变患者。英国国家筛查委员会建议，所有 12 岁及以上的糖尿病患者都应该每年接受一次糖尿病眼部筛查。筛查计划有一些地区差异，但它们都是基于数字眼底扫描。数字扫描可以清晰而准确地拍摄眼睛内表面的图像，而且实行起来相对容易，成本效益高，患者几乎没有不适感。随着数字眼底扫描技术的出现，在不扩大瞳孔的情况下，也可以快速获得高质量的视网膜、视网膜血管、视神经盘和黄斑的数字彩色图像。这些图像由训练有素的合格分级人员根据疾病的严重程度进行分级。根据视网膜图像的分级，患者需要每年复查，或者被转介到当地眼科服务机构进行进一步治疗。眼底扫描是医院或验光中心帮助监测疾病进展的重要成像技术。数字图像还支持立即查看图像，并且能够轻松调整或增强图像，以帮助使用者诊断和持续管理。

目前，英国筛查项目中最常用的是单场眼底扫描方式产生 30° 的眼睛后极图像，包括黄斑和视神经。彩色扫描可用于识别硬性渗出物和棉花斑等病变，而不含红色的成像可用于检测其他异常。有全面的证据表明，单场扫描是 DR 的一种有效的初筛工具，但是它有一些局限性。单视野图像不能准确评估视网膜增厚或黄斑水肿，而且图像中也看不到视网膜的周边。

立体眼底扫描术是一种视网膜成像方法，通过连续拍摄两张图像来创建视网膜的立体图像。以三维图像检查，可以增加深度感知有助于糖尿病黄斑水肿的诊断。然而，它在临床实践中的作用是有争议的，在 DR 的分级中单视野图像和立体扫描的可靠性没有差异。

早期治疗 DR 研究（early treatment diabetic retinopathy study，ETDRS）小组将 DR 检测和分类成像技术的金标准定义为标准 7 视野与彩色立体眼底扫描。这种扫描方法除了可以对视网膜中央成像外，还可以对视网膜周边成像，被称为广视场眼底扫描术。它是使用传统的眼底相机，从不同的角度拍摄多张眼底图像。然后可以单独查看或拼接在一起，以创建眼底的蒙太奇视图，这近 75° 的视野可以很好地显示视网膜的中央和周边。虽然该技术提供了更大的视野和更高的精度，但十分耗时，需要更高水平技能的操作员，以及更复杂的胶片处理技术，因此运行成本更高，且需要拍摄更多的图像，使患者难以接受。因此，尽管它的图像质量有所提高，但它并不是常规用于 DR 的筛查技术。

最近开发的新型相机可以拍摄视野更广的照片，被称为超广角扫描激光眼底成像。这种相机使用扫描激光检眼镜，可以创建高达200°或超过视网膜总表面积80%的超宽视野。较大的视野有利于视网膜周边病变的诊断和监测。然而，这些超宽领域的图像仍然受到技术的可用性以及操作员熟练使用这种机器所需的额外培训和资源的限制。随着技术和设备的不断进步，眼底扫描在DR筛查、诊断和治疗中的作用会越来越大。在未来我们会看到广域成像技术的进一步发展，随着设备成本的下降，采用这项技术也可能成为主流。

（一）荧光素眼底血管造影

荧光素眼底血管造影（fluorescein fundus angiography，FFA）是DR诊断和分级的重要影像技术，是评估视网膜血管和循环系统的黄金标准。然而，随着新成像模式的发展，它的使用率正在下降。荧光素眼底血管造影是将荧光素钠通过外周静脉注射到体内参与体循环。荧光素钠是一种水溶性染料，当受到波长为465~490nm的蓝光激发时会发出荧光。荧光素在体循环中快速流动，大约在注射后12s内到达视网膜动脉。在极短的时间内，染料通过视网膜动脉、毛细血管，到达静脉。在注射10~15min后，大部分染料从眼睛排出。使用带有适当屏障和激发滤光片的眼底相机拍摄一系列快速序列照片，可以分别将视网膜和脉络膜循环显示为运动图像和静止图像。影响视网膜、脉络膜和视网膜血管系统的疾病会中断染料的正常进程。荧光素血管造影的两个主要异常是弱荧光（预期荧光水平降低）和强荧光（预期荧光水平升高）。因此，DR患者的荧光素血管造影显示了许多异常，可用于DR的诊断、分级和治疗。

尽管非病理性的微动脉瘤是DR最具特征性的病变，表现为明显而强烈的强荧光区域，在荧光素血管造影术中很容易被发现，但在DR中，由于视网膜毛细血管灌注减少而出现的缺血区域不能充满含有荧光素的血液，可以通过斑点状的弱荧光区来识别。荧光素眼底血管造影也有助于识别新生血管，这是PDR的标志。荧光素眼底血管造影可以显示视神经盘新生血管（neovascularization of the disc，NVD）生成或视网膜新生血管（neovascularization of retina elsewhere，NVE）形成新血管的荧光渗漏。另外，在糖尿病黄斑水肿中荧光素眼底血管造影可以突出显示血-视网膜屏障破裂的区域，这是糖尿病黄斑水肿的一个重要识别特征。

使用荧光素眼底血管造影识别这些异常特征对于评估激光光凝术、手术干预和眼内药理学（如抗血管内皮生长因子治疗）等治疗方法的适应证和疗效至关重要。各种研究表明，激光光凝术可以减少新生血管或严重非增生型视网膜病变患者的严重视力损失，而荧光素眼底血管造影在识别和监测患者的治疗效果方面起着至关重要的作用。

近年来，随着超宽视野眼底相机的问世，超宽视野荧光素血管造影技术的应用越来越广泛。超宽视野荧光素眼底血管造影提供了更好的外周视网膜成像，可以更容易地识别外周新生血管和视网膜缺血，这些很难在标准视野血管造影上看到。这项技术允许更大的靶向性治疗，使用靶向模式的视网膜光凝而不是传统泛视网膜光凝的好处是，它可以针对缺血的特定区域，同时避免激光瘢痕，形成更好的灌注区域，从而减少泛视网膜光凝的一些并发症，如视野丧失。一项初步研究表明，这项技术是有效且安全的，但全面临床试验的结果仍有待公布。

荧光素眼底血管造影通常耐受性良好，但也有可能出现广泛的并发症。最常见的不良反应包括恶心、呕吐，这在不到3%的患者中发生。更严重的不良反应非常罕见（<1%），包括染料渗入局部组织后皮肤坏死、过敏反应和心肌梗死。尽管出现了新的成像方式，荧光素血管造影仍然是DR成像的重要工具，在未来几年超宽荧光血管造影可能会在糖尿病的治疗中发挥越来越大的作用。

（二）光学相干断层扫描

光学相干断层扫描（OCT）的发展是近几十年来在DR成像领域取得的最重大的进展。图像采集和分辨率的不断提高使眼科临床实践发生了革命性的变化。OCT是一种非侵入性的成像方式，它可以产生高分辨率的视网膜横断面图像，并且采集时间短。OCT在识别和量化黄斑水肿方面特别有效，是指导糖尿病黄斑水肿患者治疗的重要工具。OCT是通过测量进入眼睛并从视网膜反射回来的光束的时间延迟和幅度变化，以类似于超声波的方式生成横截面图像，使用光波来创建图像。它基于一种被称为低相干度干涉技术：从光源发出的光，分成参考束和样本束，获得视网膜的反射率随深度变化的分布图。从视网膜反向散射的光波与参考光束发生干涉，产生干涉图案来创建图像。通过组合这些轴向扫描，可以产生视网膜的横断面重建。这些扫描图像可以用各种方法和软件工具进行分析，以便进行经验性测量（如视网膜厚度）和获得定性形态学信息。

OCT自1991年引入以来发展迅速。第一代OCT被称为时域光学相干层析成像（TD-OCT）。在这种OCT方法中，使用移动的参考镜来产生轴向扫描。这些机器受到参考镜速度的限制，因此扫描速率被限制在400次/s左右，轴向分辨率约为10μm。

自从第一批TD-OCT系统问世以来，OCT技术已经取得了几项进步。在较新的OCT系统中使用宽带光源已将轴向分辨率提高到2~3μm，从而可以获得更高分辨率的图像，降低遗漏风险。新一代OCT的引入，被称为光谱域光学相干层析术（spectral domain optical coherence tomography，SD-OCT），使得扫描速率有了显著的提高。SD-OCT不需要可移动的参考镜，而是使用专门设计的高速光谱仪来同时采集所有频率信号。然后使用称为Fournier变换的数学公式来创建图像。SD-OCT技术可以使用商用机器进行，它可以实现每秒40 000次轴向扫描，分辨率更高，使TD-OCT技术有了很大的进步。这实现了在相对较短的时间内获得更高质量的图像。

OCT产生的图像可以显示DR的各种病理特征。视网膜内或视网膜下积液是反射率降低区域最常见的原因，这可能继发于黄斑水肿或视网膜脱落。DR中的其他病变，如硬性渗出、视网膜内出血和新生血管膜都表现为高反射区。

使用OCT图像，可以准确可靠地测量视网膜厚度，这使得糖尿病黄斑病变的主要特征——黄斑水肿的检测成为可能。OCT有助于确定水肿是否累及中心，这对于评估哪些患者可能从抗血管内皮生长因子治疗中受益（中心累及水肿）以及哪些患者将从激光光凝术中受益（黄斑外水肿）至关重要。糖尿病黄斑病变患者 OCT 的其他发现包括视网膜内囊性改变、视网膜下积液、中央凹凹陷变平和牵拉性改变。

因此，OCT 在糖尿病黄斑病变的诊断和疗效评估中发挥着越来越重要的作用。扫描速度和图像分辨率等方面技术的进步使 OCT 成为眼科最重要的成像技术之一。预计该领域将在未来几年继续增长。下面将介绍其中几项创新技术。

（三）增强型深度成像光学相干断层扫描

目前光学相干断层扫描（OCT）技术受到脉络膜成像困难的限制，脉络膜是视网膜下的血管层，几项组织病理学研究显示糖尿病眼脉络膜异常，未来脉络膜厚度可能成为疾病严重程度的标志。增强型深度成像 OCT（enhanced depth imaging OCT，EDI-OCT）是对光谱域 OCT 的一种相对较新的改进，可以改善脉络膜的成像。这项技术起于 2008 年，许多研究都证明了这种成像技术在各种临床条件下的应用，包括 DR。

EDI-OCT 可以使用传统的 SD-OCT 设备执行。例如，Spectralis OCT 系统现在都带有 EDI 模式选项。脉络膜的图像是通过将设备放置在比正常情况下更靠近眼睛的位置来获得的。这导致倒置图像在脉络膜水平具有最紧密聚焦的图像。为了改善图像，提高信噪比，取多幅图像的平均值。最好是使用具有眼球跟踪功能的设备来完成，这样可以在多次扫描中对同一位置进行成像。通常使用 5°×30°的区域，每个区域由 100 个平均扫描组成 7 个部分。然后可以将生成的图像重新反转以匹配传统 OCT 图像的方向。以这种方式执行的 EDI-OCT 可以很好地可视化脉络膜，并且使用 OCT 设备的软件可以准确且可重复地测量脉络膜厚度。

如上所述，这种对脉络膜成像技术在 DR 的治疗中将变得越来越重要。EDI-OCT 为脉络膜的可视化提供了一种相对简单的方法，并且可以使用现有的设备来执行。使用这项技术，脉络膜图像很容易在临床实践中获得，如果未来的研究能够证明 DR 与某些脉络膜异常特征之间的联系，EDI-OCT 将在这些患者的治疗中发挥重要作用。

扫描源光学相干层析成像（scanning source optical coherence tomography，SS-OCT）是 OCT 技术的最新发展之一。它与应用更为广泛的光谱域 OCT 相比具有许多优点，SS-OCT 使用窄带宽激光光源，可扫过宽光谱，并使用光电探测器检测背向散射光，可与 SD-OCT 形成对比，如上所述，SD-OCT 使用宽带光源，以及分光计和电荷耦合器件相机来创建图像。

扫描源 OCT 设备与 SD-OCT 设备相比具有速度和灵敏度优势。这种仪器的扫描速度远远超过 100 000 次/s，大大加快了图像采集速度，并允许进行广域成像，从而可以在同一次扫描中同时查看视神经和黄斑。

光谱域 OCT 的一个缺点是，由于信号衰减和光的散射，很难显示视网膜色素上皮深处的结构。扫描源 OCT 通过使用光电探测器而不是电荷耦合器件相机，以及使用更长波长的光（1 050nm 或 840nm）克服了这一缺点。这可以实现更高的图像分辨率（约 1μm）以及出色的脉络膜层可视化，这是 SD-OCT 难以做到的。SS-OCT 中使用的较长波长还具有克服成像时视网膜的介质混浊（如白内障）的优势。

目前扫描源 OCT 并不常见，但随着人们对脉络膜在视网膜疾病中作用的认识日益加深，它高分辨率的大视场图像和快速的采集速率，很可能在未来几年成为 DR 治疗中的一种重要的成像方式。

（四）光学相干断层扫描血管造影

显然，光学相干断层扫描是各种视网膜病变成像的重要工具，因此它已经成为眼科临床上最常用的成像方式之一。虽然最新的设备在提供视网膜结构的高分辨率 3D 图像方面很有用，但它们受到无法可视化与 DR 相关血管变化（如毛细血管闭塞和新血管形成）的限制。这种异常血管的可视化仍然需要荧光素血管造影。虽然多年来荧光素血管造影在 DR 的影像诊断中发挥了重要作用，但由于其不良反应较大、相对昂贵、耗时较长，受到了限制并且来自荧光血管造影的图像也只是二维的，增加了分析的难度。

光学相干断层扫描血管造影（optical coherence tomography angiograph，OCTA）是一种新的、非侵入性的技术，它可以高分辨率、三维地显示视网膜和脉络膜血管。已经描述了数种使用 OCT 检测视网膜血流的方法，但是 OCT 血管成像最有效的方法是使用分频幅去相干血管成像（split-spectrum amplitude decorrelation angiography，SSADA）技术。该技术通过连续扫描测量横断面之间反射的 OCT 信号振幅的变化来检测红细胞在视网膜血管的移动。SSADA 的作用是消除患者运动中的轴向整体运动，以提高信噪比，因此在重复横断面扫描之间看到的运动代表红细胞在血管腔的流动位置。通过对这些信号差异进行比较，可以生成准确的血流图。

OCT 血管造影还可以安装在一些当前的 SD-OCT 或 SS-OCT 设备上，而不需要任何特定的硬件修改。荧光素血管造影是目前检测视网膜血管异常的金标准成像技术，OCT 血管造影在显示血管细节方面与荧光素血管造影相当。

已知荧光素血管造影在所有视网膜层的血管系统成像方面有局限性。虽然荧光素血管造影不能很好地显示放射状乳头周围或深毛细血管网络，但 OCT 血管造影能够非侵入性地将所有层血管系统成像。目前，OCT 血管造影能够以足够高的分辨率捕捉高达 8mm×8mm 的视网膜图像，以检测视网膜和脉络膜血管的异常，且每次扫描仅需大约 6s。

最近的一项前瞻性研究调查了 OCT 血管造影在 DR 中的应用，结果表明 OCT 血管造影在检测微动脉瘤和视网膜非灌注区以及提供有关新生血管的定量信息方面是有效的。其他研究也表明 OCT 血管造影在识别新生血管方面是有效的。

OCT 血管造影虽然有局限性，包括在糖尿病患者中常见的无法充分显示的血管渗漏和视野受限，但仍然是一种新兴的成像技术，在临床和研究方面都具有巨大的使用潜力。它与荧光素血管造影相比有很多优点，但是还需要进一步的研究来证明它在 DR 方面的临床实用性。OCT 血管造影很有可能在未来几年内成为 DR 治疗中最重要的成像技术之一。事实上，它是非侵入性的，且执行迅速。这意味着它也可以在未来 DR 的治疗方法和临床试验中作为一种有用的新监测方法。

（五）眼底自发荧光

眼底自发荧光（fundus autofluorescence，FAF）是近十年来发展起来的一种非侵入性视网膜成像方法。利用视网膜中色素的自体荧光特性来生成图像，这些图像可用于各种视网膜疾病的诊断和管理。眼底自发荧光的主要来源是脂褐素，这是新陈代谢和细胞功能的副产品在视网膜色素上皮中积累形成的色素。在中短波长光激发下，脂褐素颗粒自发发光，发出峰值波长为 630nm 的宽谱光，可通过多种方式成像。

有两种使用眼底自发荧光来创建图像的主要方法：共焦扫描激光检眼镜（confocal scanning laser ophthalmoscope，CSLO）或者通过修改眼底照相机。这两种技术在实践中都经常使用，但是它们使用不同的波长来获取图像。CSLO 使用 488nm 激光进行激发，并使用 500nm 或 520nm 的屏障滤光片，这与荧光素血管造影术中使用的波长相同。改进后的眼底相机在 580nm 处使用激发滤光片，在 695nm 处使用阻挡滤光片。尽管使用的波长不同，但两种眼底自发荧光成像方法产生的眼底自发荧光的图像显示相似。

眼底自发荧光图像在灰度表示上看起来与荧光素血管造影相似。由于血流阻塞了来自脉络膜的自发荧光信号，视网膜血管在图像上看起来很暗。在正常的眼底自发荧光图像上，视神经和中央凹区域也都出现暗色或弱荧光。强荧光区域是由自发荧光信号的增加引起的，可能是由于脉络膜清除减少、光感受器周转增加、含有脂褐素的巨噬细胞等其他细胞增加以及窗口缺陷所致。弱荧光区相反是由自发荧光信号的减少、脉络膜丢失或不活动等引起。

脂褐素沉积随年龄增长而增加，但过度堆积与各种视网膜疾病有关，最显著的是年龄相关性黄斑变性。它在 DR 中的作用和潜力正在被越来越多地研究。

脂褐素的天然自发荧光在该区域穿透，超强荧光的数量似乎与黄斑水肿的严重程度相关。糖尿病黄斑水肿是 DR 的常见并发症，也是导致视觉障碍的主要原因。研究表明，眼底自发荧光成像对检测黄斑囊样水肿具有较高的灵敏度和特异性，为 DR 的研究提供了一种有用的非侵入性方法。黄斑水肿是通过黄斑的强荧光区域显示出来的，可能是由于视网膜内液破坏了黄斑色素，导致黄斑色素的遮盖效果降低或增加。

眼底自发荧光检测黄斑水肿与光学相干断层扫描和荧光素血管造影的结果都有很好的相关性。因此，眼底自发荧光在糖尿病黄斑病变的临床护理和研究中都是一种有效的成像手段。它可以在了解病理生理学疾病、辅助诊断、监测治疗干预措施的效果和确定疾病进展的标志物方面发挥作用。宽视野成像的新发展，以及迄今为止在小鼠研究中的自发荧光定量测量，将有助于在未来几年增加眼底自发荧光成像的临床应用。眼底自发荧光已经普遍用于治疗视网膜疾病，如老年性黄斑变性，随着进一步的研究，它很可能在未来十年内成为运用在 DR 中的一种越来越有用的成像方式。

（六）视网膜血氧计

视网膜血氧计是一种非侵入性测量视网膜血管相对氧饱和度的成像技术。它最早在1959 年就有了显著的进步。该设备在两种不同波长的光下同时捕捉视网膜同一区域的图像，570nm 对氧饱和度不敏感，600nm 对氧饱和度敏感。该设备自动检测血管，并计算出两个不同波长的血管沿线的吸光度（光密度）。这两个光密度的比值与血管的氧饱和度成反比并且近似呈线性关系。这样就可以计算出流经视网膜血管的血液的氧饱和度。

初步研究证实，DR 患者的视网膜血管血氧饱和度高于正常对照组，可能的解释包括血液分流绕过未灌注的毛细血管，导致视网膜的某些区域缺氧，而较大的血管表现出更高的氧饱和度。另一种解释是 DR 损伤的视网膜组织耗氧量减少。另一项研究显示，糖尿病患者的动脉和静脉氧饱和度有增加的趋势，与视网膜病变的严重程度相关。

缺氧是 DR 发病机制中的一个关键因素，在 PDR 的标志——视网膜新生血管的形成过程中尤为重要。通过监测早期或无视网膜病变患者的视网膜血管氧饱和度，有可能在视网膜病变的临床症状检查出现之前识别血管受损的早期迹象。测量已知视网膜病变患者的视网膜血氧饱和度可能会在监测疾病和预测治疗后的结果方面发挥越来越大的作用。

随着视网膜血氧仪可靠性和灵敏度的不断提高，它将在各种视网膜血管疾病的治疗中发挥越来越大的作用。需要进一步的研究来证实 DR 的初步研究结果，一旦这些结果都得到证实，视网膜血氧仪将成为早期诊断和持续治疗视网膜血管疾病的有用成像技术。

有效的影像学检查对 DR 的筛查、诊断和治疗具有重要意义。常用的技术，如数字眼底扫描、光学相干断层扫描和荧光素眼底血管造影，将继续在疾病管理中发挥核心作用。然而，是否采用这些技术最终取决于使用多模式成像设备方法的融合。在不久的将来，结合了上述多种技术的机器将面市，这些设备和成像分析软件的发展，可能会给了解和管理DR 带来进一步的改变。

二、光学相干断层扫描在糖尿病视网膜病变中的应用

1991 年推出的光学相干断层扫描（OCT）及其发展给视网膜成像带来了革命性的变化。OCT 的独特之处在于它在视网膜成像方面可与组织学显微镜相媲美。目前，OCT 在包括糖尿病黄斑病变在内的玻璃体视网膜疾病的客观、定量治疗中，没有实际替代的方法，OCT 已成为一种必不可少的成像方式，但是 OCT 不能提供有关视网膜和脉络膜血管的功能和动态变化的直接信息，包括血流速度、传入动脉和传出静脉之间的区别，以及血管通透性变化的鉴定。因此，荧光素血管造影（fluorescein angiography，FA）和吲哚菁绿血管造影（ICGA）仍然是可视化 INL 血管和视网膜血管内动态变化的标准成像方式。

荧光素血管造影（FA）和吲哚菁绿血管造影（ICGA）也有其局限性，需要静脉注射染料，耗时长达 20min，并且无法提供三维图像。此外，图像的分辨率较低，难以对检查结果进行量化。光学相干断层扫描血管造影（optical coherence tomography angiograph，OCTA）的问世解决了上面这些问题，提供了快速、无创、高分辨率的视网膜和脉络膜血管和结构的三维图像。此外，它还提供了可靠的定量数据。

OCTA 是一种新型无创的视网膜和视神经毛细血管网络的三维可视化成像方式。在出现明显的临床症状之前，OCTA 可检测出糖尿病早期的微血管变化。血管变化的形态学和

定性评估有助于确定 DR 的病理生理过程、活动、治疗和随访。研究最多的量化指标是中央凹血管区血管密度，它是 DR 的早期预测指标，与 DR 的严重程度和视觉功能相关，并有助于预测治疗效果。OCTA 已被证明是在 DR 治疗中的一种有希望替代荧光素血管造影的方法。但仍需要进一步的研究，以确定 OCTA 在 DR 常规临床管理中的作用。

OCTA 技术假设视网膜中唯一移动的物体是血管内的血细胞，并进行比较连续、重复的扫描。这些不断变化的对比被转化为血管的最终图像。该技术对眼球的轻微运动过于敏感，并且在成像过程中需要患者配合保持固定，使得图像采集时间难以预测。OCTA 提供了来自不同分段板块的血管造影图，通常由 OCTA 软件自动提供最常用的板块，包括表层毛细血管丛板块，它嵌入节细胞层和 / 或神经纤维层的毛细血管网；深层毛细血管丛（深层毛细血管丛）板块，由内核层（INL）的毛细血管网组成，以及绒毛膜（chorionic，CC）板块。视网膜外板（光感受器）没有血管，在健康的眼睛中，深层的血管密度高于浅层。此外，利用使用者的偏好在不同的自定义板块通过手动或自动设置，手动分割和投射分辨。OCTA 可以从表层毛细血管丛和深层毛细血管丛中区分出一个不同的血管网，称为中间毛细血管丛。

DR 特点是视网膜不同层的血管变化。这可能导致黄斑水肿、黄斑缺血和新生血管等视觉破坏性的并发症。使用 OCTA 现在可以看到不同视网膜层的血管、形态和分布特征。虽然形态学和定性评估血管变化可以帮助我们更好地了解病理生理过程、确定活性、进行适当的治疗和随访，但许多变化，如血管脱落、血管分支、血管数量、血管弯曲度，流速仍在研究中。血管变化可用于 DR 的病理生理评估、预测、诊断、分级、治疗反应评估和随访。

第八章
糖尿病视网膜病变治疗

一、西医治疗

（一）药物治疗

1. 长期控制血糖 DR 的治疗根本是治疗糖尿病，原则上应当先将血糖控制到正常或接近正常水平。虽然 DR 是否能随糖尿病的控制而好转或退行尚有争议，但有较高血糖水平的患者，即严重的或血糖控制不好的糖尿病患者，其视网膜病变更为严重。若糖尿病患者的血糖和全身病情得到良好控制，对延缓 DR 的发生、进展和减轻病情肯定是有益的。美国和加拿大的糖尿病控制和并发症实验研究机构做了一个多中心随机实验，对 1 441 例 1 型糖尿病患者进行追踪观察 4~9 年。该组患者年龄在 13~39 岁，病程 1~15 年，其中 726 例无视网膜病变，715 例有轻（只有微动脉瘤）到中度非增生型视网膜病变。在无视网膜病变组和有视网膜病变组中又分别随机分为常规治疗组和强化治疗组。常规治疗组每天给予 1~2 次胰岛素注射，每天自动监测尿糖或血糖，治疗目的是减轻高血糖症状。糖化血红蛋白 A1c（HbA1c）值不用于指导治疗，除非超过 13% 的上限。强化治疗组每天通过注射或体外泵给药 3 次或 3 次以上，用药量根据自动血糖监测结果来调整（每天至少 4 次），以及规定食物摄取量和锻炼，目标是控制空腹血糖水平在 3.9~6.7mmol/L，餐后血糖 <10mmol/L，HbA1c 非糖尿病范围（<6.05%）。在起始阶段或用药后每 6 个月用立体彩色眼底扫描来定级。在无视网膜病变组中，378 例常规治疗者中有 87 例 DR 持续进展者（87/378），348 例强化治疗者中有 20 例（20/348）。在有视网膜病变组中两者分别为 116/352 和 48/363，每组中 $P<0.000\ 1$。并发现在前 2 年随访期间，常规治疗组和强化治疗组之间，其发生率前者增加，后者保持不变或下降，4 年后进展危险降低，有益的治疗效果随时间而增加。

控制糖尿病对于防治其视网膜病变的积极意义在于长期持续的积累作用，短期控制血糖对眼底的疗效不易看出。若在较短时间内快速降低血糖，反而会加重视网膜病变，血糖下降后，视网膜血流量减少，而视网膜血管自动调节能力改善较慢，视网膜缺血加重。还有一些进展很快的 DR，即使控制血糖，也对病情的影响很小。

血糖水平控制程度没有固定标准，应根据病程、血糖基数水平等因素因人而定。传统方法的目的在于使血糖不超过 14mmol/L（250mg/100mL），但血糖水平低于 8.3mmol/L（150mg/100mL）或更低将会更有益。HbA1c 是评价血糖水平长期状况的一个合适指标，若从开始就控制很好，一般 HbA1c 在 7% 左右（正常 <6%），若从不超过 8%，则很少出现 DR。控制糖尿病的方法除合理应用胰岛素等药物治疗外，控制饮食，加强锻炼等也是十分重要的。

2. **降低血脂**　对于血脂偏高和视网膜黄斑区及其周围有环形硬性渗出的糖尿病患者，应摄取低脂饮食，并应用降血脂药物，如肝素、氯贝丁酯。肝素通过激活脂蛋白酯酶而降低血脂，同时它也降低视网膜中脂质储存，氯贝丁酯有类似效果。服用氯贝丁酯每次 250mg，每天 4 次，具有减少视网膜渗出及提高视力的作用。

3. **控制血压**　血压升高可加重 DR，当高血压得到控制时，荧光渗漏显著减轻，故应对糖尿病合并高血压病的患者控制血压。口服血管紧张素转化酶抑制剂卡托普利 50mg，每天 2 次，对 DR 有减轻作用，这可能与其抗高血压作用有关。

4. **羟苯磺酸钙胶囊**　据称 2,5- 二羟基苯磺酸钙对导致 DR 的"三高"因素（即毛细血管高通透性、血液高黏滞性、血小板高活性）有明显的抑制和逆转作用。早期长期服用可能对预防和治疗 DR 是有益的，但确切的临床效果尚需进一步验证。常用剂量为 500 ～ 1 500mg/d，分 1 ～ 3 次服用。

5. **阿司匹林**　可抑制血栓素和前列腺素代谢产物生成，抑制血小板凝集，对微血栓形成有一定的预防作用。常用剂量每次 300mg，每天 1 次，口服，可以预防视网膜病变的发生。

6. **其他**　如醛糖还原酶抑制因子，钙离子通道阻滞剂，生长激素释放抑制因子，抗组胺药等可能对 DR 的预防和治疗有积极意义，尚需进一步研究。在糖尿病发病之初就开始控制血糖水平对预防 DR 是十分重要的。

（二）光凝治疗

激光光凝术被认为是治疗 DR 的有效方法。临床试验证明光凝治疗在两个方面对该病的发病过程有益：一是导致新生血管退化并阻止它们再生；二是减少黄斑水肿。前者是针对增生型病变而言，后者是针对非增生型病变而言。PDR 患者一旦眼底出现新生血管，即使只有 1PD（1.5mm）范围大小，也应做全视网膜光凝术（panretinal photo coagulation，PRP）。PRP 并非将全部视网膜光凝，而是除去黄斑中心上下与颞侧各 2PD，保留视神经盘黄斑束与颞侧上下血管弓之间的后极部，做一椭圆形播散性光凝区。光凝区内数百个烧灼点遍布眼底，烧灼点间距约半个到一个烧灼点宽度。对周边视网膜局限的新生血管也可以采用局部光凝。需注意对视神经盘或玻璃体内的新生血管不能直接光凝，因为它们离视网膜色素上皮层太远。光凝也应避开视网膜大血管或黄斑小血管。PRP 的治疗机制还不完全清楚，一种理论认为，内层视网膜因局部缺血而产生一种刺激新生血管生长的因子，它能通过玻璃体扩散到视网膜其他区域刺激新生血管生长，还可进入前房，在前房角形成新生血管及纤维组织，发生难治性青光眼。PRP 能通过破坏一些局部缺血的视网膜而减少这种因子的产生。另一种理论认为 PRP 能通过破坏一些高代谢的感光细胞，有利于氧从脉络膜毛细血管正常地弥散，持续进入视网膜内层，改善缺血视网膜的供氧状况。对 NPDR 可用局部光凝治疗黄斑水肿，最好的光凝部位是离黄斑中心至少 1mm 处的大的有渗漏的微动脉瘤。对弥漫性黄斑水肿可采用格子样光凝。临床试验证明，局部光凝使渗漏的微动脉瘤消失，从而减少黄斑水肿。但还不清楚格子样光凝如何减少弥漫性水肿，可能与 PRP 的机制类似，将需氧量最高的外层视网膜灼伤为瘢痕，使内层得到较多的氧，并消除由缺氧而产生的新生血管生长因子。

任何能被黑色素组织吸收的激光均可用于视网膜光凝。从 1960 年开始，氙弧光（白光）光凝即被用于直接破坏视网膜表面的新生血管。20 世纪 70 年代以后已逐渐被氩激光（蓝绿光）所取代。氙弧光为平行光，光凝在直接或间接眼底镜观察下进行，视网膜一次射击灼伤面积为 500～1 500μm，时间为 0.2～1.0s。氩激光产生连续光波，光凝在裂隙灯显微镜下操作，一次射击灼伤面积为 50～1 000μm，持续时间 0.1～0.2s。光凝治疗前须有完整清晰的眼底扫描和荧光素眼底血管造影资料，详细了解病情和病变位置。光凝后应定期随诊和复查，了解疗效，若有新的病变出现，可考虑追加光凝治疗。

（三）冷凝治疗

冷凝主要用于不适合做光凝治疗的患者或光凝治疗的补充疗法，如患者有屈光间质混浊或视网膜周边部病变，光凝无法治疗。治疗方法是在锯齿缘与血管弓之间做结膜或巩膜表面环状冷凝。

（四）玻璃体切割术

对于 DR，玻璃体切割术的基本适应证是玻璃体积血及严重的增生型病变。广泛玻璃体积血 3 个月以上不能自发吸收者需行玻璃体切割术。但临床实践证明，延期手术是很不利的，对新近严重玻璃体积血早期实施玻璃体切割术，其恢复好的视力的可能性比延期手术要大得多。原因可能是防止出血机化、粘连、牵引导致视网膜尤其是黄斑区的扭曲或脱离。如果在玻璃体积血之前已发现新生血管及纤维增生比较广泛，更应早期行玻璃体切割术。手术时机最好在出血后 0.5～1 个月。对于无玻璃体积血但已有严重的增生型病变或涉及黄斑区的视网膜脱离，也可行玻璃体切割术，目的是解除牵扯，眼内电凝或光凝破坏新生血管，眼内注填充物将脱离的视网膜复位。

（五）垂体摘除

基于生长激素与 DR 有关的理论，多年来曾采用了多种垂体抑制方法，包括从外部辐射到经额垂体摘除。临床观察发现，完全或接近完全的腺垂体功能抑制（包括垂体摘除）能较快地改善不伴有严重纤维增生改变但有严重的 NPDR 和活动的新生血管生长的 DR 眼的病情。垂体摘除加上光凝治疗效果更好。但若视网膜功能已严重受损，如 ERG 及荧光素眼底血管造影显示视网膜功能低下，大面积毛细血管闭塞，则垂体摘除无治疗意义。另外，垂体摘除会带来诸多后遗症，并需终身补充激素，故应特别慎重。目前，由于光凝治疗效果日益被肯定，垂体摘除已渐成为历史。垂体摘除对 DR 治疗的意义可能仅在于促使我们对该病发病机制的进一步认识。

二、中医治疗

几个世纪以来中药一直用于治疗和预防各种疾病。一些中药在各种研究中已经证明具有预防和治疗 DR 的特性，并且可打破目前糖尿病视网膜病变疗法的局限性。正确使用中药可能会减少糖尿病患者威胁视力的并发症的发生率。

（一）三七

三七具有抗糖尿病作用，但在抗 DR 中应用得较少。从三七根部提取的几种皂苷具有降低空腹血糖、改善糖耐量和降血脂的作用。发挥上述作用的主要皂苷为人参皂苷 Re14、人参皂苷 Rd、人参皂苷 Rg1、人参皂苷 Rb1 和三七皂苷 R1。由于自由基损伤和炎症都与 DR 的病理生理密切相关，这些皂苷还具有抗氧化和抗炎作用，因此皂苷可用于治疗 DR。三七总皂苷的抗氧化活性是其能清除羟基和超氧自由基（从而阻止自由基诱导的视网膜色素上皮细胞凋亡），其抗炎作用是诱导多种促炎介质，主要是单核细胞趋化蛋白 -1（MCP-1）和 NF-κB 的 mRNA 表达下调。MCP-1 是主要的细胞黏附分子之一，参与诱导白细胞停滞和炎症反应（白细胞跨内皮细胞迁移，并朝着趋化刺激向间质组织迁移）。MCP-1 转录抑制减弱了视网膜白细胞停滞，这导致视网膜血管通透性增加和随后 BRB 破裂的发生。此外，抑制 NF-κB 的转录 [主要包括诱导细胞黏附分子和其他促炎介质，如细胞因子（主要是 TNF-α 和 IL）的转录] 可破坏其下调反应。人参皂苷 Rb1 除了具有抗氧化和抗炎作用外，还通过抑制视网膜色素上皮细胞释放 VEGF 而产生抗血管生成作用。由于 VEGF 是诱导内皮细胞增殖、迁移和管状形成最有效的促血管生成剂之一，抑制其释放可减弱 PDR 中视网膜新生血管形成。用人参皂苷 Rk1 对人视网膜微血管内皮细胞进行培养，可显著抑制 VEGF 和 AGE 诱导的视网膜内皮细胞通透性，从而减轻视网膜水肿。人参皂苷 Rb1 除了抑制导致通透性增加的分子外，还通过诱导肌球蛋白轻链和肾上腺皮质激素（关键的细胞骨架重组元件）磷酸化，稳定内皮屏障的紧密连接蛋白，产生抗通透性作用。因此，三七总皂苷能减轻与 DR 相关的各种病理变化。

（二）丹参

丹参为丹参科植物，俗称鼠尾草，是一种传统中草药。其干根（丹参）一直用于治疗多种心脏、血管和造血系统疾病。对丹参的各种药理作用已进行深入研究，由于其成熟的作用机制和有效性，丹参制剂（丹参滴丸）被用于治疗心绞痛、心肌梗死、缺血性心脏病、中风和血栓形成等多种血液循环疾病。丹参具有抗氧化特性，能上调内源性抗氧化酶，即过氧化氢酶、超氧化物歧化酶（SOD）、一氧化氮合酶（nitric oxide synthase, NOS）和谷胱甘肽过氧化物酶，可直接诱导超氧化物、羟基、过氧化氢和 1,1- 二苯基 -2- 苦味酸自由基的清除。丹参还可抑制小胶质细胞产生超氧阴离子，其抗氧化活性具有神经保护作用。氧化应激诱导的视网膜神经退行性变是 DR 发病的重要病理改变之一，丹参可用于预防视网膜神经细胞凋亡。已证明丹参的另一种化学成分丹酚酸 A 的抗氧化特性可以抑制 Ang Ⅱ 诱导的内皮细胞增殖，其分子机制是抑制 Ang Ⅱ 诱导的 NADPH 氧化酶 -4（NADPH oxidase-4, Nox4），Nox4 主要产生活性氧，进一步激活信号级联，导致 Src 和 Akt 的磷酸化，磷酸化 Akt 促进细胞增殖和迁移。丹酚酸 A 除了抑制 Nox4 的激活外，还可以直接抑制 Src 和 Akt 的磷酸化，从而在 PDR 中阻止内皮细胞增殖和血管生成。丹参在临床试验中已经取得有益效果。有两项独立的临床研究：一项为随机、双盲、安慰剂对照的多中心临床试验；另一项为随机、双模拟、双盲研究，确定丹参对 DR 患者的疗效和安全性，结果显示丹参可以有效治疗人类糖尿病并发症。迷迭香酸是丹参的另一种植物成分，通过阻滞细胞周期 G2 和 M 期来抑制视网膜新生血管。最近一项关于丹参抗 DR 的研究描述了迷迭香酸的有效性，迷迭香酸可以消除 DR 期间由于毛细血管基底膜增厚而引起的视网膜缺血，这是由于毛细血管基底膜增厚改变了膜的通透性，从而减少了由高度有氧视网膜组织中致密的线粒体群形成的自由基的清除。无法清除自由基，就会导致自由基在视网膜中堆积，引发自由基反应和脂质过氧化。丹参通过降低血液黏度和改善微循环（可能是由于其抗凝特性和促进视网膜动脉的血液供应），可以消除血瘀，清除自由基，防止视网膜的结构性损害。丹参具有降脂、抗炎和抗氧化特性，表现为脂质过氧化物水平的降低和 SOD 活性的上调。所以，丹参可能作为 DR 中药治疗的潜在候选药物。

（三）枸杞

枸杞为茄科枸杞，具有抗肿瘤、抗氧化、抗炎、免疫调节、抗衰老、护肝、抗青光眼、神经保护等多种药用价值。发挥以上作用的主要植物成分是多糖、玉米黄质、胡萝卜苷、甜菜碱、脑苷、β- 谷甾醇、香豆素和各种维生素。枸杞有临床抗糖尿病作用以及在动物模型中对糖尿病并发症（如抗肾炎和抗视网膜病变）有预防作用。枸杞所具有的多种抗凋亡作用可能是其抗 DR 的机制之一。通过逆转录聚合酶链反应（reverse transcription polymerase chain reaction，RT-PCR）检测过氧化氢对人视网膜色素上皮细胞株 ARPE-19 中促凋亡基因 Bax mRNA 表达的影响，结果表明，枸杞多糖通过上调抗凋亡基因 Bcl-2 的表达而相对下调促凋亡基因 Bax 的表达，从而预防氧化应激诱导的视网膜内皮细胞凋亡。Bcl-2 的表达以及 Bax 表达下调导致 Bcl-2/Bax 的比值增大，比值增大适合正常细胞存活。其次，牛磺酸（2- 氨基乙磺酸）是一种在枸杞中发现的非必需游离氨基酸，能通过双重机制减弱高血糖诱导的视网膜色素上皮细胞凋亡，即抑制 caspase-3 的活性和激活 PPAR-c，产生抗炎、抗血管生成和抗凋亡的作用，对抗氧化应激诱导的视网膜色素上皮细胞的凋亡。牛磺酸除了保护上皮细胞外，还具有神经保护活性。据报道，有以下几种分子机制可以解释上述效应。第一，牛磺酸通过阻断 Ca^{2+} 依赖的线粒体通透性转换孔，阻止线粒体功能障碍和随后的氧化应激，抑制细胞色素 C/caspase3 介导的凋亡通路的激活；第二，能够上调 Bcl-2 和下调 Bax 的转录表达；第三，牛磺酸通过上调谷氨酸转运体（导致谷氨酸从细胞外空间快速清除）和谷氨酸脱羧酶（催化谷氨酸转化为 γ- 氨基丁酸）的表达来防止谷氨酸介导的兴奋性毒性诱导的视网膜神经元凋亡。牛磺酸也直接下调 VEGF 的 mRNA 表达，阻止视网膜血管生成。视网膜色素上皮和神经细胞是 BRB 的重要组成成分，阻止其凋亡有助于维持 BRB 的完整性，并预防炎症、血管生成、视网膜组织损伤和视力丧失。所以枸杞通过控制细胞的凋亡，能潜在地抑制 DR 的进展。

（四）黄芪

黄芪为豆科植物，是一种具有抗肿瘤、免疫调节、利尿、抗氧化、抗炎、抗血栓、抗糖尿病等药用价值的草本植物。发挥以上作用的主要植物成分包括多糖（黄芪多糖Ⅰ、Ⅱ和Ⅲ）、皂苷（黄芪皂苷Ⅰ~黄芪皂苷Ⅷ和异黄芪皂苷Ⅰ和异黄芪皂苷Ⅱ）、黄酮、异黄酮、甾醇、氨基酸、挥发油和微量元素。黄芪甲苷Ⅳ在糖尿病视网膜病变动物模型具有多种保护作用，包括减少视网膜节细胞凋亡，减少 ERK1/2 的磷酸化（从而减少细胞增殖和分化），抑制 NF-κB 的活化以及各种细胞因子（引起抗炎作用）和醛糖还原酶（多元醇通路中涉及的酶）表达下调。抑制醛糖还原酶不仅可以防止与多元醇通路通量增加的相关病理改变，如 AGE 的生成增加，氧化还原失衡，以及由于 NADPH 的可获得性降低导致的氧化应激和渗透性诱导的细胞凋亡，还可以防止视网膜小胶质细胞的炎症反应。醛糖还原酶在视网膜小胶质细胞活化中起关键作用，能激活细胞外信号调控的激酶（ERK）和丝裂原活化蛋白激酶（MAPK）信号，导致 TNF-α 的产生。抑制醛糖还原酶可抑制视网膜小胶质细胞的活化，减少脂多糖（LPS）诱导的巨噬细胞和小胶质细胞分泌细胞因子，阻止基质金属蛋白酶 -9（MMP-9）的激活，抑制 LPS 诱导的巨噬细胞和小胶质细胞的迁移，从而减轻了炎症程度。除了小胶质细胞和 NF-κB 途径外，黄芪提取物（astragalus P.E，AME）还有另一种抗炎机制，包括直接抑制 AGE 诱导的巨噬细胞过度产生促炎细胞因子，即 IL-1β 和 TNF-α。其分子机制除了抑制 NF-κB 介导的通路外，还可能是 AME 诱导 p38 MAPK 信号通路下调。所以，黄芪甲苷，一种从黄芪中提取的类黄酮，通过降低高血糖诱导的视网膜 Müller 细胞 VEGF 的过度表达来防止视网膜血管生成。利用黄芪抗炎，抗血管生成和抗凋亡的特性，可以减少高血糖时视网膜损伤的程度，从而防止 DR 的发展。

（五）山莨菪碱

山莨菪碱（茄科）是一种广泛使用的抗胆碱能药物，在中国被称为山莨菪和藏茵陈。该植物在传统中药中的主要临床用途是解痉剂、平喘药、抗休克药和有机磷中毒的解毒剂，此外还能治疗微循环障碍。发挥上述作用的主要化学成分是托品烷生物碱，即山莨菪碱、樟柳碱、天仙子胺、东莨菪碱、托品烷、去氧阿托品、三氯苯基丁氧托品和一种非托品烷生物碱。山莨菪碱具有改善微循环的特性，推测其能改善微循环障碍并发症（如 DR）。在四氧嘧啶诱导的糖尿病动物模型中发现山莨菪碱通过增加视网膜血流量和视网膜组织的氧气供应来改善视网膜的血流动力学。其原理是防止视网膜脂质过氧化，所以山莨菪碱能有效预防 DR。山莨菪碱通过阻断 NF-κB 介导的信号转导通路，下调纤溶酶原激活物抑制物 -1（plasminogen activator inhibitor-1，PAI-1）和 TF 的表达，预防凝血功能障碍，维持血流。山莨菪碱能够预防糖尿病引起的 PAI-1 和 TF 过表达介导的高凝状态导致的内皮功能障碍、炎症、视网膜缺血、血管生成和氧化应激损伤。山莨菪碱通过在转录水平上抑制 TNF-α 的产生，对神经元细胞具有显著的抗炎和抗凋亡作用。经过山莨菪碱治疗后，白细胞介素 -1β（interleukin-1 β，IL-1β）和白细胞介素 -8（interleukin-8，IL-8）等其他细胞因子的产生减少。

莨菪碱对视网膜的确切影响仍然需要研究证实，山莨菪碱对 DR 的保护作用可能是山莨菪碱介导的 α-7 烟碱乙酰胆碱受体（α-7 nicotinic acetylcholine receptor，α-7nAChR）的激活。已经证明山莨菪碱通过激活 α-7nAChR 来产生其抗休克特性；α-7nAChR 在其他生理过程中的参与同样需要研究。山莨菪碱的用途包括内皮细胞中 7nAChR 激动剂引起的抗氧化效应。α-7nAChR 的激活通过减少活性氧的数量，防止氧化应激诱导的损伤和细胞凋亡，提高细胞活力。其分子机制是通过抑制 JNK1/2 磷酸化而下调血管过氧化物酶 -1（一种催化过氧化氢转化为次氯酸的酶，加剧氧化应激的强促氧化剂）。也有研究表明，α-7nAChR 的激活也与一些病理性血管生成有关，包括视网膜新生血管形成，其原因可能是增加血管内皮生长因子的表达。这些相互矛盾的药理作用似乎减轻或加重了 DR 的病理改变，因此需要更多的研究来探索高血糖时 α-7nAChR 激活对视网膜的确切效应。

（六）玄参

玄参为玄参科植物，俗称宁波玄参或玄参。因其具有解热、抗炎、抗氧化、抗血管生成、神经保护、抗抑郁、心血管保护、抗糖尿病、免疫刺激、增强记忆和抗肿瘤等功效，一直被用作中草药茶的成分。丙酮苷是一种醛糖还原酶抑制剂，能产生与黄芪甲苷类似效果，有助于减轻糖尿病视网膜病变的病理改变。梓醇是一种来源于宁波玄参的环烯醚萜糖苷，具有抗炎和抗氧化特性。通过在转录和翻译水平下调 Nox4 及其组分 p22phox 的表达，显著预防糖尿病时内皮功能障碍和自由基的产生。梓醇还通过上调 SOD 活性来诱导抗氧化作用，以及通过抑制多种细胞因子的表达来下调炎症反应。玄参皂苷 B 是从宁波玄参中分离得到的另一种环烯醚萜苷，与梓醇相比抗炎效果更好。可能通过阻断 NF-κB 介导的信号转导来抑制 COX-2 活性，下调 TNF-α、MCP-1 和 NO 的产生。玄参皂苷 B 还可降低心磷脂合成酶 1mRNA 的表达，心磷脂合成酶 1 是形成线粒体心磷脂所必需的酶，而线粒体心磷脂是炎症体 NLRP3 活性所必需的物质。炎症体 NLRP3 是天然免疫系统的组成部分，参与促炎细胞因子 IL-1β 的形成。玄参皂苷 B 通过上述途径抑制炎症体 NLRP3 的表达阻止 IL-1β 的分泌。上述促炎介质在 DR 的病理生理过程中起重要作用，抑制促炎介质可能阻止并发症的进展。

（七）葛根

葛根是豆科植物，因其活性成分葛根素具有广泛的药理活性而成为中药中用量最大的中草药之一。葛根素是从葛根的干燥根中分离出来的一种异黄酮类化合物，具有血管扩张、心脏保护、神经保护、护肝、镇痛、解热、抗氧化、抗血管生成、抗炎、降血糖、降胆固醇、抗血栓和成骨等多种功效，被用作膳食补充剂，又被用作治疗包括心血管和脑血管疾病在内的各种疾病（如糖尿病及其并发症、骨坏死或骨质疏松症、帕金森病、阿尔茨海默病、子宫内膜异位、血栓栓塞、高脂血症、慢性酒精中毒、肝病和癌症）的药物。除葛根素外，葛根中存在的另外两种异黄酮：大豆苷元和染料木素，也与这些药理作用有关。葛根是为数不多的几种具有抗 DR 作用的中草药之一，其抗 DR 的作用主要是通过抗氧化机制保护视网膜上皮细胞和阻止神经细胞凋亡。通过减少 iNOS 的 mRNA 表达（从而抑制一氧化氮的产生）和增强 SOD 活性（从而清除超氧阴离子自由基），抑制过氧亚硝酸盐的形成，从而阻止过氧亚硝酸盐诱导的细胞凋亡。葛根素还通过下调 RAGE 的表达来减轻 AGE 诱导的氧化应激。除了抑制 AGE 受体的表达外，有研究报道葛根素还直接抑制 AGE 的产生。葛根素通过抑制 NADPH 氧化酶（通过抑制 p47phox 和 rac1 介导的信号转导）和 NF-κB 的激活，以及阻止自由基的产生，来防止视网膜周细胞的凋亡。葛根素的抗血管生成特性在防止 DR 的进展中至关重要。葛根素通过抑制 VEGF 和 HIF-1α 的 mRNA 表达来抑制视网膜血管生成。葛根素的抗炎作用表现在它能够减轻 IL-1β 介导的改变，如视网膜白细胞停滞（通过抑制 ICAM-1 和 VCAM-1 的诱导）、细胞凋亡（通过下调 Bax 和 caspase-3 的表达，同时上调线粒体中 Bcl-2 的表达），最终防止 BRB 被破坏。除葛根素外，染料木黄酮作为酪氨酸激酶抑制剂，在糖尿病视网膜中也起抗炎作用，通过抑制小胶质细胞的活化来阻止促炎细胞因子 TNF-α 的活化。其分子机制为染料木黄酮介导的 ERK 和 p38 MAPK 磷酸化抑制。由于 TNF-α 主要通过刺激细胞黏附分子的表达参与白细胞的募集，染料木黄酮抑制 TNF-α 可极大防止白细胞与内皮细胞的相互作用、血管功能障碍、渗漏和破裂，以及视网膜水肿。综上所述，葛根可预防 / 治疗 DR。

（八）银杏

银杏树也称白果树，是现存最古老的树种之一。银杏叶具有改善脑血流量、减少氧化应激、神经保护和抗凋亡、调节血管系统和抑制血小板活化等多种药理作用。根据银杏叶的药理作用，其被广泛用于中医治疗哮喘、耳鸣、眩晕、糖尿病和一些循环系统疾病（如周围血管疾病），以及与痴呆症相关的疾病（如阿尔茨海默病）。目前临床上仍在使用银杏提取物用于改善痴呆患者的学习、认知和运动活动，并作为精神分裂症的辅助治疗。其主要化学成分为双黄酮、萜类内酯、黄酮苷和原花青素。银杏叶抗氧化、神经保护和改善血流的特性使其成为预防 DR 的候选药物。银杏叶提取物在高血糖期间对视网膜具有保护作用。用银杏叶提取物治疗糖尿病动物模型，发现其能减少一氧化氮的产生，并且可以作为一氧化氮清除剂，极大降低一氧化氮诱导的氧化应激，减弱视网膜节细胞和感光细胞的凋亡。银杏叶通过诱导抗炎作用来预防视网膜脱离，分子机制之一可能是银杏内酯 B 能够下调血小板活化因子（platelet activating factor，PAF）的表达。银杏内酯 B 既是 PAF 的竞争性拮抗剂，又是 PAF- 乙酰水解酶（PAF-acetylhydrolase，PAF-AH）的活性加速器，PAF-AH 是 PAF 水解和失活的催化剂。PAF 通过加速白细胞黏附分子 P- 选择素糖蛋白配体 -1（P-selectin glycoprotein ligand-1，PSGL-1）的蛋白水解性脱落或对其进行修饰以影响白细胞在视网膜内皮细胞上的滚动速度来增加白细胞与视网膜血管的黏附，因此银杏内酯 B 抑制 PAF 可阻止白细胞 - 内皮相互作用及其下游的炎症反应，从而减轻视网膜内皮细胞的损伤。银杏叶提取物还能显著降低缺氧条件下视网膜色素上皮细胞 HIF-1α 和 VEGF 的转录表达，但是其确切分子机制还未阐明。银杏叶提取物的药理作用还需进一步探索，并在临床上进行验证。

三、基因治疗

（一）视网膜病变的表观遗传机制

表观遗传学是指与脱氧核糖核酸（DNA）序列变化无关的基因表达改变，它具有遗传作用，并受环境因素的影响。表观遗传修饰不改变 DNA 序列本身，但能够调节基因表达，导致表型的改变。重要的表观遗传机制包括 DNA 甲基化、组蛋白翻译后修饰和非编码 RNA 相关基因沉默。如上所述，表观遗传决定因素对糖尿病并发症（包括糖尿病视网膜病变）风险发挥重要作用。

DNA 甲基化可以预测 DR，一项病例对照研究报告表明，患有 DR 的 2 型糖尿病患者的 DNA 甲基化水平高于不患有 DR 的患者，但组蛋白修饰与 DR 之间的关系尚不清楚。对 1 型糖尿病患者的遗传分析表明，DR 与组蛋白甲基转移酶 Suv39h2 的改变之间存在关联。具有争议的一项研究提出了 DR 与组蛋白乙酰化减少或组蛋白乙酰化增加之间的联系。

除了 DNA 甲基化和组蛋白修饰外，微核糖核酸（miRNA）在 DR 患者的表观遗传变化中起着关键作用。微 RNA 是一种小的非编码 RNA，通过与其靶信使 RNA 结合来调节转录后基因的表达，它们通常以组织、谱系、激活或分化的特定方式表达。最近研究表明，只有几个 miRNA 占人类视网膜 miRNome（基因组的整个 miRNA 含量）的近 90%，这几个 miRNA 是视网膜特有的。使用 DR 患者的玻璃体和房水样本进行的研究表明，与没有 DR 的人相比，各种 miRNA 的表达水平发生了变化。此外，对人类血液样本的分析已经确定了一些在 DR 中明显表达的 miRNA。视网膜新生血管的实验动物模型显示了 MIR-150 或 MIR-410 的上调与血管内皮生长因子（VEGF）的下调之间的关联。此外，上调 MIR-329 可通过靶向小鼠眼 CD146 抑制视网膜新生血管。这些研究表明，miRNA 可能与 DR 中异常基因的表达有关。

DR 中还发现了其他表观遗传机制，包括负责线粒体抗氧化酶锰超氧化物歧化酶（MnSOD）变化的机制、转录因子核因子红系相关因子 2 和基质金属蛋白酶 -9（MMP-9）变化的机制。有研究团队已概述了 DR 和表观遗传学的关系，然而，参与代谢记忆现象的关键表观遗传因素及其上游途径的调控仍不清楚。除了高血糖，越来越多的证据表明，血脂异常、肥胖、运动和饮食都有助于基因表达的表观遗传控制。

（二）视网膜病变的遗传学研究

一些研究强调了遗传决定因素对 DR 风险的重要性。血糖控制、血脂控制和血压的优化已被证明可以减少但不能完全消除 DR 的发生率或进展。在一组患有 1 型糖尿病至少 50 年的患者中，没有发现血糖控制与并发症发展之间的关系，42.6% 患者没有患 PDR。这表明研究其他影响，如遗传危险因素，有助于研究 DR 的发展和进展。这一观点得到了糖尿病控制与并发症试验（DCCT）的支持，当亲属患有视网膜病变时，发生严重视网膜病变的比例为 3∶1。遗传率的估计在 18%～27%，PDR 的发病率估计在 25%～52%。鉴定与

DR 风险有关的基因的尝试包括候选基因研究，连锁研究和全基因组关联分析（GWAS）。

1. 候选基因研究 候选基因的鉴定首先考虑 DR 的发病机制和所涉及的各种复杂途径，然后选择特定的基因或遗传变异进行进一步分析。最近的一项研究全面概述了迄今为止进行的 DR 候选基因研究。作为 DR 发病机制的关键因素，VEGF 基因已被广泛研究，用来寻找与 DR 的潜在关联。在研究的 27 种不同 VEGF 多态性中，至少有 13 种与 DR 有一定程度的关联。Meta 分析 DR 的风险与 VEGF 多态性 rs2146323、rs69947 和 rs833061 有关。

另一个候选基因 *AKR1B1* 编码醛糖还原酶是多元醇通路中一个重要步骤。荟萃分析发现，*AKR1B1* 序列变异和多态性与 DR 具有高度的相关性。30 多个其他基因的多态性也被研究过，迄今为止有近 20 个基因与糖尿病有关。此外，还进行了一些大规模的候选基因研究。一项对 437 名 1 型糖尿病非裔美国人的研究发现，193 个候选基因中有 3 个与 DR 显著相关。

利用候选基因研究来检测 DR 已经暴露出了一些局限性。所有的遗传学研究都要求至少在另外一个组别中进行复制，但是很少有重复性研究被执行。相关报道的关联性很弱，并且结果相互矛盾。缺乏对 DR 和糖尿病黄斑水肿（DME）分类的标准化、不同种族间的分析和小样本量，导致 Meta 分析受到阻碍。此外，关于基因重要性或参与 DR 病理生理学的错误假设可能导致错误、不一致或否定的结果。

2. 遗传连锁分析 遗传连锁研究需要采用不同的方法。这种方法检查一个家庭中受影响的个体是否有共享的等位基因或基因组区域。基础是既要考虑基因重组，又要考虑染色体上物理上更接近的基因区域更可能一起遗传的观察结果。这种方式虽然成功地应用于研究（特别是对孟德尔障碍疾病的研究），但获得的信息有限。三项针对特定种族群体的研究发现，DR 与染色体 1p3、1p9 和 1p12 上的几个遗传区域之间存在联系。然而，缺乏重要的关联和新的基因分析技术的发展，降低了研究人员进一步研究遗传连锁的热情。

3. 全基因组关联分析（GWAS） 是无假设的实验，采用连锁不平衡原理，即不同基因座等位基因之间的非随机关联。经常被用来研究整个人类基因组中的单核苷酸多态性（single nucleotide polymorphism，SNP）与特定疾病或特征的不同表型之间的关联。

最初的全基因组关联分析（GWAS）检查 DR 没有发现符合预先规定的全基因组统计显著性的关联，同时未在复制分析中得到证实的结果。有三项研究报告了具有全基因组统计意义的发现。一项研究的统计方法受到质疑，在确定显著性时未能考虑多个分析。一项是在日本人群中报告了 1 个单核苷酸多态性（rs9362054），对第 1 阶段全基因组和第 2 阶段复制样本进行 Meta 分析后，SNP 在日本人群中与 DR 具有临界意义。已鉴定的 SNP 位于中心体蛋白 162kDa（CEP162）基因上，对睫状体过渡区的形成起重要作用，认为睫状体相关基因的失调可能在 DR 的易感性中起作用。另一项在涉及澳大利亚人的 2 型糖尿病患者的 GWAS 中，SNP（rs9896052）被认为与严重非增生型糖尿病视网膜病变（NPDR）、增生型糖尿病视网膜病变（PDR）或糖尿病黄斑水肿（DME）相关。对患有 1 型和 2 型糖尿病的印度人和澳大利亚、英国的白种人进行复制性队列研究，荟萃分析显示了全基因组的意义。目前研究开始涉及选定基因座的几个基因以及 DR 的遗传变异，下一代测序和 GWAS 等新技术的应用可能会加速这一进程，其中一些发现可能会在未来产生新的基因治疗靶点。

（三）眼部基因治疗

虽然目前只有少数的基因治疗研究集中在 DR 上，但眼部基因治疗仍处于基因治疗研究的前沿。其处于研究前沿具体原因包括：①眼睛的封闭结构和较小的体积需要相对低剂量的载体进行输送；②血 - 视网膜屏障将载体漏入系统循环的可能性降到最低，维持相对免疫特权的环境；③有多种给药途径可供使用，可接触所有眼组织；④可使用模拟某些眼部疾病的成熟动物模型；⑤先进的眼底检查设备可对治疗效果进行持续和连续的观察。许多眼科基因治疗的概念验证研究已经显示出了很好的结果，一些已经转化为遗传性和非遗传性眼病的人类临床试验。

1. **遗传性眼病的基因治疗** 目前的眼科基因治疗试验主要针对遗传性视网膜退行性疾病，其有很好的遗传特征，治疗这些致盲性疾病的方法有限。Leber 先天性黑蒙 2 型（leber congenital amaurosis type 2，LCA2），是一种由视网膜色素上皮细胞 65 蛋白基因（retinal pigment epithelial cell 65 protein，RPE65）突变引起的常染色体隐性遗传疾病，导致严重的视力丧失，LCA2 犬模型中报告了基因治疗的初步成功。第一次针对该疾病的基因治疗的人类临床试验被证明，且没有明显的安全性问题后，LCA2 第 2 阶段试验的成功引领了人类眼基因治疗的第一个 Ⅲ 期试验。这项人类 Ⅲ 期试验评估了 31 名患者的 SPK-RPE65 达到预期结果，其他遗传性眼病（包括 Stargardt 病、视网膜色素变性、X 连锁视网膜劈裂和脉络膜混浊）的临床试验也在进行中。

2. **非遗传性眼病的基因治疗** 近年来，人们对使用基因疗法来管理由多个基因的突变引起的疾病产生了浓厚的兴趣。这些更加复杂和异质的疾病在治疗一些最常见的眼部疾病如青光眼、新生血管（渗出性或湿性）年龄相关性黄斑变性（AMD）和糖尿病视网膜病变等方面已经取得了进展。

青光眼是导致视力损害和失明的常见原因，其特点是视网膜节细胞（其轴突将视觉信号从视网膜投射到大脑的中继神经元）逐渐丧失。眼压升高是该病的主要危险因素。人类基因治疗 Ⅰ 期临床试验表明，使用局部小干扰核糖核酸（small interfering ribonucleic acid，siRNA）抑制 β_2 肾上腺素受体的表达显著降低眼压。β_2 肾上腺素受体在房水的形成过程中起着重要的作用，而减少房水生成是降低眼压的有效手段。较大的距离和屏障才能到达视网膜细胞，因此局部治疗后段疾病也具有挑战性。玻璃体腔注射可以克服这些问题，但仍需要多次注射 siRNA。病毒或非病毒载体输送系统是一个局部 siRNA 递送的试验，病毒或非载体 siRNA 递送可能比慢性局部治疗有显著的优势。

基因疗法治疗湿性 AMD 采用了两种主要方法：利用通过病毒载体递送的抗血管生成蛋白或非编码 RNA 干扰效应分子。前者包括拮抗剂靶向 VEGF 蛋白，如可溶性 FMS 样酪氨酸激酶 -1（soluble FMS-like tyrosine kinase-1，sFlt-1），VEGF 受体 1 的可变剪接形式或使用内源性血管生成抑制剂色素上皮衍生因子（PEDF）、内皮抑制素或血管抑制素对抗其作用。后者基于 RNA 干扰的策略包括用小 RNA 分子（如短发夹状 RNA 或 miRNA）靶向促血管生成基因 mRNA，以抑制基因表达或抑制基因翻译。首个针对眼部新生血管疾病的抗血管生成基因治疗试验的结果已经发表，一些利用基因治疗新生血管性 AMD 的临床试验已经开始。基因治疗有可能通过单次注射产生长期的抗血管生成效应，这比现有的需要在较长的时间内重复进行眼内注射（通常每个月 1 次）的抗血管内皮生长因子药物具有显著优势。

（四）DR 基因治疗的研究进展

基于病理生理学基础，DR 的基因治疗研究可分为两类：针对现有新生血管和血管通透性的基因治疗研究和旨在保护血管或神经元免受损伤的研究。在这两种类型中，已经检测一些基因参与多种病理过程，它们都有助于疾病的治疗。

1. **靶向异常血管生成**　PDR 的主要特征是视网膜新血管形成，与内皮细胞增殖有关，是由于促血管生成因子和抗血管生成因子之间失衡。因此，DR 基因疗法试图抑制内皮细胞的增殖或恢复这种平衡。

一种方法是抑制或拮抗促血管生成因子。VEGF 作为血管生成的关键参与者，也是视网膜血管通透性过高和 DME 研究的明显靶点。sFlt-1 是 VEGF 受体 1（VEGFR-1 或 Flt-1）的可溶性关键介质，在细胞外空间中充当诱饵 VEGF 受体，并已在多个临床前动物研究中作为一个治疗基因来抑制视网膜新生血管形成。血管内皮生长因子也可以作为细胞内靶点。Flt23k 是由 Flt-1 的 VEGF 结合域 2 和 3 与 KDEL（一种与内质网保留受体结合的四肽）偶联而成的新型"内受体"。因此，Flt23k 既可以破坏 VEGF 信号，又可以在细胞内降解 VEGF。由腺相关病毒（adeno-associated virus，AAV）载体介导的 Flt23k 可通过下调 VEGF 抑制小鼠脉络膜新生血管形成，需要进一步的研究来检查其对 DR 中发生的视网膜新血管形成的影响。玻璃体内注射后靶向 VEGF 的 siRNA 表达质粒也显示降低了小鼠中的 VEGF 水平，从而阻碍视网膜新血管形成。

减少血管生成的另一种方法是增加抗血管生成因子（如色素上皮细胞衍生因子、组织抑制剂金属蛋白酶 -3、内皮抑制素和血管抑制素）的表达。AAV 载体介导的 PEDF 可降低 VEGF 水平，并抑制视网膜过度表达胰岛素样生长因子 -1 的转基因小鼠血管生成相关纤维化因子（如 MMP 和结缔组织生长因子）的表达。研究血管生成的体内技术是利用暂时暴露在高氧环境中的啮齿动物作为缺氧诱导视网膜血管生成模型。通过转染 AAV 载体将抗血管生成因子（如组织抑制剂金属蛋白酶 -3 和内皮抑制素）输送到眼球中，使得暴露于氧诱导视网膜病变（oxygen-induced retinopathy，OIR）的小鼠视网膜新生血管减少。内皮抑素是十八型胶原的裂解产物，是内皮细胞增殖和血管生成的有效抑制剂。在 OIR 小鼠模型中，玻璃体内注射内皮抑素可下调眼内 VEGF 的表达。用 AAV 载体介导内皮抑素对 OIR 小鼠的视网膜新生血管形成有明显的抑制作用，并在一定程度上保留了视网膜血管结构，而对照组小鼠则以同样的方式暴露于氧气中。血管抑制素来源于纤溶酶原，具有抑制内皮细胞增殖的能力。携带血管抑制素表达单位的慢病毒也被成功地用于抑制接触 OIR 的小鼠视网膜新生血管。血管生成抑制分子是尿激酶型纤溶酶原激活剂的氨基末端片段，通过破坏尿激酶型纤溶酶原激活物与其受体的结合而阻碍内皮细胞的迁移。玻璃体内注射携带尿激酶型纤溶酶原激活剂氨基末端片段或内皮抑制素的腺病毒载体也能减少 OIR

小鼠视网膜新生血管的形成。

2. 血管和神经保护 DR 基因治疗具有潜在的治疗效应，应在显著的血管和神经元病理学改变之前进行疾病的早期干预，目前不能用于临床治疗。随着我们对 DR 发病机制认识的提高，许多研究旨在预防视网膜血管功能障碍、神经细胞凋亡或减少氧化应激。

DR 的血管和神经元细胞发生凋亡，有部分原因是膜攻击复合物的过度产生。可溶性 CD59 是一种膜不依赖性的膜攻击复合物抑制剂，可保护视网膜神经元免受损伤和血 - 视网膜屏障破坏。在链脲佐菌素（STZ）诱导的糖尿病小鼠中，通过眼内注射 AAV 载体的转基因可使视网膜血管渗漏减少 60%。此外，可溶性 CD59 可以激活视网膜神经胶质细胞，在短期内可以防止节细胞凋亡。目前尚不清楚这种方法是否有长期的有害影响，胶质细胞活化的保护作用也受到质疑。

神经营养因子的使用是一种神经保护策略。玻璃体内注射携带 BDNF 的 AAV 载体显示 STZ 诱导的糖尿病大鼠中视网膜节细胞的存活增加和视网膜功能改善。视网膜神经元变性在早期 DR 中具有重要性，这些发现有助于后续研究。

其他旨在减少氧化应激的研究也取得了一些成功。在 STZ 诱导的大鼠中，转基因表达 AAV 介导的 MnSOD（线粒体中的关键抗氧化酶）可通过提高视网膜 MnSOD 和过氧化氢酶的水平的活性来减轻基底膜增厚和视网膜毛细血管凋亡。这与视网膜 MnSOD 和过氧化氢酶活性的恢复有关，其抵消了高血糖诱导的氧化应激。

另一种保护策略是调节视网膜内的肾素 - 血管紧张素系统。除了视网膜血管生成和血管收缩外，肾素 - 血管紧张素系统在血管炎症中也起着一定的作用，有助于增加血管通透性和氧化应激。通过血管紧张素转换酶和血管紧张素 II 1 型拮抗剂抑制肾素 - 血管紧张素的益处明显有限。同时描述了一种反调节的血管保护轴，涉及血管紧张素转换酶 2、血管紧张素 -1 ~ 血管紧张素 -7 和 Mas 受体。眼内 AAV 介导的血管紧张素转换酶 2 和血管紧张素 -（1-7）基因转移到 STZ 大鼠和 STZ 相关的内皮型一氧化氮合酶基因敲除小鼠，可以预防糖尿病引起的视网膜病变、基底膜增厚、视网膜血管通透性、炎症和无细胞毛细血管的形成减少，同时也减少了氧化损伤。

因此，针对疾病早期和晚期的基因治疗在体外和体内的研究已经取得了很大进展，但眼部基因治疗还不能应用于临床上。

（五）基因治疗在 DR 中的应用挑战

目前，有几个因素阻碍了基因治疗在临床上的应用，其中一些因素与基因治疗的技术局限性有关，另一些因素则与疾病本身的复杂发病机制有关。

1. 矢量选择 选择合适的基因递送载体是所有潜在基因疗法面临的挑战。主要因素包括安全性、转染细胞的效率以及产生和维持转基因表达的能力。这导致了各种不同的载体被用于人类临床试验的眼部基因治疗研究。

（1）基于病毒的基因传递：病毒因其在多种细胞中的高效转导而成为主要的转基因载体，大约 70% 的基因治疗临床试验涉及病毒衍生系统。目前用于实验和临床研究的病毒载体包括 AAV、腺病毒、慢病毒和逆转录病毒，每种载体都有其独特的优缺点。其中，在基础研究和临床研究中，AAV 已成为最受欢迎的转基因病毒载体。

1）腺相关病毒：是一种包裹单链 DNA 的无包膜小病毒。与其他病毒载体不同，AAV 是非致病性的，当用于人类受试者时，其免疫反应可忽略不计。AAV 能够转导缓慢分裂或不分裂的细胞，使转染后稳定和长期的转基因表达成为可能。虽有少量的 AAV 载体被保存为整合拷贝，但大量的载体 DNA 似乎被保存为较大的外显体。AAV 载体通常被认为是非整合的，主要局限性是它的包装能力，一个转基因可以包装成一个载体的最大尺寸。与其他病毒载体相比，AAV 的包装容量约为 4.7kb，这就阻止了 AAV 载体包装更大的治疗基因，但近一半的眼部基因治疗临床试验都使用了 AAV 载体。

利用不同的 AAV 血清型，对不同细胞类型具有选择性，在不同的视网膜细胞中实现了高水平的基因转导。其中，AAV 血清型 2 在 DR 的基因治疗研究中应用最为广泛，它是唯一能够在眼内给药后有效转导视网膜内细胞的载体。

2）腺病毒：是一些潜在的 DR 基因治疗研究中使用的原始载体。这些载体是非整合型载体，能够转导分裂细胞和非分裂细胞，并且可以携带比 AAV 载体更大的转基因（小于 7.5kb）。这些特性使腺病毒在转基因表达方面表现出更强的活性。腺病毒作为载体的普及是有限的，它是一种常见的病原体，并能引起免疫反应。眼周是一个相对封闭的环境，但在 OIR 小鼠玻璃体内注射腺病毒载体后，检测到了免疫反应。为了避免这种反应，开发一种辅助依赖型腺病毒载体，它可以在不诱导免疫反应的情况下在视网膜中稳定表达转基因。腺病毒载体只短暂地表达基因，因此不太适合像 DR 这样的慢性疾病。

3）慢病毒：是单链逆转录病毒，如人类免疫缺陷病毒。作为载体，它们可以有效地转染宿主细胞，整合到宿主细胞的基因组中，并稳定表达转基因。但是，对慢病毒安全性欠佳是它们很少被选为 DR 基因治疗研究的载体的主要原因。在一项研究中，编码血管抑素的改良型人类免疫缺陷病毒载体能抑制小鼠模型中的视网膜新生血管。尽管定量聚合酶链反应（quantitative polymerase chain reaction，qPCR）揭示了它们的慢病毒载体没有通过 qPCR 转移到其他组织中，但临床应用仍然存在重大问题。它们是整合载体，所以主要关注的是插入突变，这是不可预测的，可能会导致肿瘤发生。尽管改良慢病毒载体已经被开发出来以提高其安全性，眼内注射慢病毒载体诱导的系统免疫原性仍然存在风险。

（2）非基于病毒的基因传递：病毒载体大多数用于眼外疾病的基因治疗临床试验，但对病毒载体的临床基因治疗进展缓慢。随之而来的治疗限制还有系统免疫原性。有研究在观察黑猩猩 10 年，发现单一的自然感染 AAV 诱导了对多种 AAV 血清型的广泛交叉反应的中和抗体反应，从而导致了强烈的免疫反应。这些载体的 DNA 包装能力有限和生产困难，影响了非病毒载体的发展。合成载体往往比病毒载体表现出较低的免疫原性，部分原因是缺乏对合成载体存在预先免疫反应。非病毒载体可以被设计成携带更大的基因有效载荷，而且大规模生产通常更容易。尽管有这些优点，但由于非病毒载体的传递效率远低于病毒载体，非病毒载体很少用于实验和临床应用。在 DR 啮齿动物模型中评估的基因治疗总结显示，只有两项研究使用合成载体传递治疗性基因，材料科学和纳米技术领域的进步正在提高非病毒基因治疗的效率。

2. 脱靶效果 基因治疗的另一挑战是确保只有靶细胞类型或组织受到影响，对非靶细胞的无意义影响是毒性或不良反应的潜在来源。靶细胞特异性的主要决定因素之一与载体设计有关。所有载体都有一个表达盒，包含转基因和其他序列来调节其表达，如启动子来启动转录。表达盒内的启动子是主要的顺式作用元件，它可以决定转基因表达的靶点特异性和强度。普遍存在的启动子，如巨细胞病毒、β- 肌动蛋白及其衍生物巨细胞病毒早期增强子 /β- 肌动蛋白能促进大多数细胞或组织的基因表达，最常用于 DR 基因治疗的表达盒的设计。这样的启动子在促进基因表达方面有好处，但当与具有广泛组织趋向性的载体一起使用时（即能够转染多种细胞类型，如 AAV），可能会导致无意义的脱靶效应。

3. 疾病相关因素 目前，我们对 DR 发病机制的理解存在局限性，这给基因治疗带来了更多的挑战。与目前用基因治疗的其他疾病相比，DR 是一种多基因且相对异质性的疾病。它存在多种表型，如 NPDR、PDR 和 DME，并且 1 型糖尿病和 2 型糖尿病 DR 的潜在发病机制不同。尽管可以使用分级系统对 DR 进行分类，但确定疾病的阶段仍然是一个相对主观的决定。考虑到 DR 的多基因性质，即使纳入范围仅限于 1 型或 2 型糖尿病，临床试验的参与者也可能具有不同范围的基因多态性。病程、先前的血糖控制以及 DR 的发病或进展也是必须考虑的其他变量，这与 LCA2 的基因治疗形成对比，LCA2 是一种遗传性视网膜营养不良，可归因于单一基因 *RPE65* 的突变，其临床特征从出生就很明显。

因此，对 DR 的遗传学和表观遗传学的理解仍在发展中。虽然目前已经发现了 VEGF 等关键基因，但仍需对 DR 的发病机制和遗传学进行进一步的研究，以确定和验证最佳的基因治疗靶点。新的遗传分析技术如下一代测序，可以很好地解决这种情况。眼基因治疗的潜力才刚刚开始被认识到，迫切等待正在进行的遗传性眼病临床试验的结果，成功的结果可能会引起人们对治疗其他疾病（如 DR）的兴趣。

（六）DR 基因治疗的未来策略

目前没有 DR 基因治疗的临床试验获得批准，但来自许多概念验证研究的可信数据显示了其治疗这种疾病的潜力。大多数研究都提供了单个基因，目标是在相对较短的时间内发生特定的病理变化。这种策略对于只有一个基因缺陷的疾病是合理的，但对于像 DR 这样具有复杂发病机制和多种临床表现的慢性疾病来说是不足的。

1. 转基因递送

（1）安全和稳定性：转基因传递的几个方面是需要解决的问题之一。例如，转基因的过度表达可能会导致过度的有害蛋白质生产及无意中触发宿主的免疫反应，特别是使用病毒载体，以及无意的脱靶效应。

近年来，AAV 血清型 2（AAV2）已被广泛用作玻璃体内注射的遗传性视网膜病变基因治疗的临床研究的首选载体。在这种情况下还没有出现安全问题。由于内界膜和细胞屏障，转导被限制在视网膜的内层。横跨视网膜各层的 Müller 细胞和局限于外层的视杆受体是 DME 和 PDR 产生 VEGF 的主要来源。因此，靶向 VEGF 的理想载体应具有将治疗基因递送至所有视网膜层的能力。利用体内定向进化策略，一个研究小组成功地设计了一个 AAV 变异体 7m8，该变异体显示出外部视网膜的穿透性优于 AAV2 提供的穿透性。

其他 AAV 血清型如 AAV5、AAV7、AAV8 和 AAV9，可以转导视网膜色素上皮和感光细胞，但玻璃体内注射后不能转导视网膜内细胞，通过计算机分析重建了一个预测的 AAV 祖先——ANC80，并且在眼睛中表现出明显比 AAV2 更高的转导效率。改良的 AAV 已经被开发出来，使基因能够在所有的视网膜细胞中表达，甚至允许在选定的细胞中表达，通过构建 AAV 血清 8 型或 9 型突变载体，使用 AAV VP3 衣壳表面暴露的酪氨酸残基的单点突变，或将随机的 7 个氨基酸序列插入 AAV 衣壳的肝素结合域来实现的。

另一种提高转基因传递安全性的方法是使用组织特异性启动子。例如，缺氧的 Müller 细胞有助于 PDR 中 VEGF 的产生，它们代表了基因治疗的潜在细胞靶点。胶质细胞特异性启动子，胶质纤维酸性蛋白能特异性地针对 Müller 细胞，并显著减少 OIR 小鼠的视网膜新生血管。

（2）效率：向量效率是一个重要的考虑因素。AAV 是单链的，其局限性之一是转化为双链 DNA 所需的时间，导致转基因表达之前的延迟。与常规 AAV 相比，自互补腺相关病毒（since the complementary AAV，scAAV）包装了一个反向重复基因序列，该序列能够折叠成双链 DNA，而转染后不需要合成 DNA。通过消除此额外步骤，scAAV 可以减少转基因表达之前的延迟时间。例如，常规的 AAV 和 scAAV 被用于两项不同的体内研究中，观察在 OIR 模型中同时给予的相似抗血管生成基因的作用。传统的 AAV 需要 15～17d 才能进行转基因表达，而 scAAV 仅需要 10d，结果显示视网膜新血管形成明显减少。转导靶细胞或组织后，scAAV 载体基因组更可能是环状的，而不是串联体，与传统的单链 AAV 相比，转基因表达更加稳定、有效和延长。scAAV 的体外转导效率是单链 AAV 的 5～140 倍，与常规 AAV 相比，转基因表达更快的代价是载体的克隆能力降低了约 50%（最大可达 3.3kb），这限制了 DR 基因治疗的潜在转基因选择，但 scAAV 仍然是合适基因的高效载体。

2. 糖尿病的 miRNA 疗法 视网膜病变的早期和晚期都对转录后的 mRNA 发挥关键的调节功能，并且已经在一些研究中进行了研究，其中几种 miRNA 与缺血，炎症和血管生成的发病机制有关。miRNA 与它们的靶 mRNA 相互作用，以维持正常血管功能的适当基因表达或导致功能障碍，这在概念上为基于 miRNA 的治疗方法奠定了基础。例如，已在正常血管发现了内源性 miRNA-150，并充当病理性血管生成的内皮特异性内源性抑制剂。脂质体和带有 miRNA-126 序列的质粒的混合物的眼内给药可通过下调 VEGF，胰岛素样生长因子 2（IGF-2）和缺氧诱导因子 1α（HIF-1α）来降低 OIR 小鼠的视网膜新生血管形成。同时，miRNA-410 也能够通过单独下调 VEGF 来减少 OIR 小鼠的视网膜新血管形成。使用 AAV 传递候选 miRNA 来抑制其他疾病模型中的靶基因，这些结果表明有必要进行基于 miRNA 的 DR 治疗方法的开发。

3. 基于 CRISPR/Cas9 的疗法 聚集的规则间隔短回文重复序列（clustered regularly interspaced short palindromic repeats，CRISPR）和 CRISPR 相关蛋白 9（Cas9）技术的发展引起了基因编辑领域的范式转变。该技术最常用于直接基因编辑，使用单向 RNA（small guide RNA，sgRNA）来特异性识别和靶向 DNA 序列，随后被诸如 Cas9 的核酸酶切割。使用这种新颖的基因编辑工具，理论上可以切割基因组中的任何靶位点。一些研究已经对该系统进行了修改，使其适应不同的疾病情况。缺乏核酸酶活性的 Cas9 修饰形式与sgRNA 结合已用于调节基因表达而不改变目标 DNA 序列。此外，CRISPR 干扰（CRISPR interference，CRISPRi）和 CRISPR 激活（CRISPR activation，CRISPRa）使 用 sgRNA-dCas9 作为支架来募集感兴趣基因的转录抑制物或激活物，从而调节基因的转录活性，将转录调节子融合到 dCas9 或修饰的 sgRNA 上来实现这种支架功能，后者在基因激活方面更加灵活和强大。将转录激活因子与结合蛋白的 sgRNA 融合已用于实现目标基因的稳固（>1 000 倍）活化，而与转录抑制物融合可产生强大的抑制作用（90% ~ 99%）。

这些改良的 CRISPR/Cas9 系统在 DR 的基因治疗中具有潜在的应用。例如，假设CRISPRi 和 CRISPRa 的组合可以抑制促血管生成因子（如 VEGF）的产生，同时增加抗血管生成因子（如 PEDF）的表达。在人类诱导的多能干细胞中的体外研究表明，CRISPRi 可以在多种人类细胞中具有特异性和可逆地抑制基因表达，并且该系统可以通过施用或撤除强力霉素来精确控制。这些处于开发早期阶段强大的新兴技术突显了 DR 基因疗法的未来研究领域。

4. 转基因表达的调节 基因疗法具有通用性，主要问题是转基因表达的不可逆性，一旦将目标基因传递到宿主细胞或组织中，转基因便会持续表达，并且至少在数年内无法消除。这可能导致无法控制蛋白质的产生，具有不可预测的不良反应。已经有许多新工具可用于促进转基因表达的调节，这些工具可用于 DR 基因治疗。

（1）不稳定域：通过使用去稳定结构域（destabilization domain，DD）可以在蛋白质水平上"打开和关闭"基因表达。将 DD 序列与目标转基因融合，内源性蛋白酶体系统可迅速降解翻译后所得的融合蛋白。目前已经研究了 3 种 DD：FK506- 雷帕霉素结合蛋白、大肠杆菌二氢叶酸还原酶和雌激素受体配体结合结构域。这些融合蛋白可以在屏蔽性小分子配体（如合成配体 sheild-1、甲氧苄啶和 4- 羟基他莫昔芬）的存在下进行治疗，可以保护活性蛋白免遭破坏。这种调节基因表达的策略的优势是配体可以在需要转基因表达时（如 DME 恶化期间）口服给药。

（2）其他方法：通过特定的增强子或反应元件结合到表达盒中，通过疾病机制本身来调节转基因的表达。这将允许在疾病进展时增加基因表达，或在疾病消退期间减少基因表达。当 DR 进展时，对某些转录因子（如 HIF-1）做出反应的增强剂可以在需要时促进治疗性基因的表达。相反，miRNA 已被证明是通过与表达盒中的反应元件结合来调节转基因表达和疾病回归的潜在工具。DR 中许多 miRNA 的表达随着疾病活动性的改变而改变，这种方法可能允许通过疾病活动性来调节转基因的表达，并可能成为基因治疗的关键。自我调节是另一种能够调节转基因表达的方法，在这种调节中，基因的产物直接调节基因本身的表达，由异丙基 β-D-1 硫代半乳糖苷诱导的自体调控表达系统可以在体内可逆地控制转基因表达。自身调节还具有一些理论优势，包括线性化反应、更快的反应动力学和更大的稳定性。这种机制只需要一个受调控的启动子来控制功能和调控成分，当使用包装能力有限的载体时（如 AAV 或 scAAV），它可能是有用的。

5. **基因治疗的患者选择**　虽然基因治疗方法在 DR 动物模型中取得一定进展，但其在 DR 中的适用性和有效性最终将需要患者进行适当的评估。DR 患者有代谢记忆现象，DR 进展的广泛危险因素是很重要的，包括血糖控制史和既往治疗反应。例如，那些自糖尿病发病以来一直保持严格的血糖控制并对常规治疗表现出良好反应的人可以被选为潜在的目标患者，他们更容易受到基因治疗的影响。其他患者选择标准，如可识别的遗传和表观遗传风险因素也应考虑在内。阻止 DR 发生和发展的基因治疗可以为糖尿病患者带来巨大的希望，它有可能成为一种广泛使用的治疗方法。

四、干细胞治疗

DR 是致盲的主要原因。我们现在了解到该病的发病机制包括神经退行性和血管退行性改变。然而，目前的治疗仍局限于对抗该疾病的增殖终末期，而不是解决其根本原因。近年来，许多基础研究集中在证明几种类型的干细胞对糖尿病视网膜具有神经和血管保护的潜力。此外，利用干细胞刺激神经和血管再生方面也取得了进展。此部分内容将讨论目前对 DR 机制的理解，同时强调干细胞的类型为 DR 提供了潜在的新疗法的希望，包括那些正在临床试验的干细胞。

（一）成人干细胞

目前正在对几种干细胞疗法进行深入研究，作为包括 DR 在内的退化性眼病的可能疗法。由于在疾病的发展过程中细胞丢失，通过干细胞疗法进行细胞替代已成为研究人员关注的话题。胚胎或诱导性多能干细胞（induced pluripotent stem cell，iPSC）、造血干细胞、内皮祖细胞和间充质干细胞（mesenchymal stem cell，MSC）均已用于临床前模型治疗 DR。

目前治疗 DR 的再生细胞，包括骨髓间充质干细胞（bone marrow mesenchymal stem cell，BM-MSC）、脂肪干细胞（adipose stem cell，ASC）和诱导性多能干细胞。干细胞可以分化为内皮细胞或周细胞样细胞，以替代丢失的细胞或提供营养支持。

脂肪干细胞（ASC）和骨髓间充质干细胞（BM-MSC）是已被证明在视网膜受损后的再生和恢复中具有潜力的间充质干细胞。这两类 MSC 已在大鼠实验性高眼压症（ocular hypertension，OHT）模型中被证明具有神经保护作用，并有望用于治疗青光眼。据报道，MSC 可能是旁分泌因子的有用来源，可以保护视网膜节细胞（RGC），并在一些退行性眼病中帮助视神经再生。体内研究表明，ASC 在功能和表型上与脂肪组织中微血管中的周细胞相似，具有促进血管生成，改善局部缺血，并通过旁分泌因子或通过与内皮细胞的物理接触为神经损伤提供保护等作用。ASC 在临床前大鼠模型的早期 DR 中显示出潜在的治疗效果，因为通过视网膜电图测量，向大鼠眼睛注射 ASC 可改善视网膜功能，并显著减少视网膜血管周围的血管渗漏和凋亡细胞。在 DR 小鼠模型中，ASC 也显示出分化为周细胞的能力，这为视网膜血管修复提供了可能性。玻璃体腔注射 ASC 还可以通过减少氧化损伤并增加几种有效的神经营养因子（包括神经生长因子，碱性成纤维细胞生长因子和神经胶质细胞系衍生的神经营养因子）的眼内水平，在糖尿病小鼠的视网膜中触发有效的细胞保护性微环境。此外，ASC 的给药完全防止了 RGC 的丢失，这是 DR 发作的早期事件，为疾病的早期治疗提供了希望。ASC 还被证明可以通过分化为视网膜中的感光细胞和神经胶质样细胞来改善糖尿病大鼠的血 - 视网膜屏障（BRB）完整性，这提示了这是修复受损神经血管单位的一种有前途的治疗方法。ASC 的分化取决于许多因素，它受供体的年龄、培养方法、分离程序以及化学诱导剂和 / 或细胞因子特定混合物的添加的影响。

造血干细胞（hematopoietic stem cell, HSC）和祖细胞（progenitor cell, PC）也参与糖尿病期视网膜微血管的修复，是骨髓微环境的重要组成部分。一种即将到来的治疗 DR 的方法是在药理上保护骨髓 HSC/PC 群体免受由于糖尿病引起的氧化应激和 AGE 的积累。最近的一项研究通过证明血管紧张素转化酶 2[肾素 - 血管紧张素系统（renin-angiotensin system, RAS）血管保护轴中的主要酶] 的丢失，通过减少 HSC/PC 的保存来促进骨髓功能障碍，从而进一步证明了 HSC/PC 在 DR 中的重要性。再造血干细胞数量的增加，反过来又增加了 DR 的进展。因此，DR 的治疗途径可能是支持 HSC/PC 内保护性 RAS 的活化，以维持骨髓质量。

由于骨髓造血干细胞具有明显的可塑性以及在受移植者的骨髓再生和修复血管系统中的作用，BM-MSC 将被探索作为视网膜再生的治疗选择。CD34 阳性的内皮祖细胞（其中一些分化为内皮细胞）主要通过旁分泌机制修复血管系统，具有良好的耐受性，并且在动物模型中对血管修复有效。然而，有研究表明，糖尿病患者的骨髓中可能含有高浓度的 CD34$^+$ 内皮祖细胞，这些细胞由于糖尿病的促炎性环境而在骨髓中高表达，使用这些细胞治疗 DR 成为一个挑战。在另一项研究中，一组来自骨髓的循环性血管生成细胞 CD14$^+$ 细胞的一个亚群，已证明具有影响血管修复的能力，并可能成为 DR 细胞治疗的途径。尽管另一项研究并未发现 ERG 有任何益处，但玻璃体内注射的 BM-MSC 可以整合到视网膜内并分化为视网膜胶质细胞，改善视网膜电图（ERG）振幅从而保护视力。因为一项长期安全性研究表明，在类似的 DR 大鼠模型中，一些人骨髓细胞已整合到其他眼部结构中，并绕过血 - 视网膜屏障迁移至非目标组织中，BM-MSC 疗法的疗效和潜在机制尚存疑问。

来源于牙髓等研究较少的组织骨髓间充质干细胞也具有骨髓间充质干细胞的许多体外特性，包括克隆性、某些标记物的表达以及刺激后最终分化为成骨细胞、软骨细胞和脂肪细胞，在促进视神经损伤后 RGC 的神经保护和轴突再生方面具有治疗潜力，尽管在 DR 模型中没有描述。另一方面，脐带源性间充质干细胞（umbilical cord-derived mesenchymal stem cell, UC-MSC）通过增加存活的 RGC 的数量被认为是治疗 DR 神经退行性变的一种可能的治疗方法。在一项研究中，用来自 UC-MSC 的神经干细胞（neural stem cell, NSC）治疗糖尿病大鼠显示改善，这转化为局灶性 ERG 记录的视力恢复。此外，Wharton 果冻是一种在脐带中发现的胶状物质，它含有 UC-MSC，通过分泌神经保护和抗炎因子来减少轴突切开引起的 RGC 丢失。人脐血来源的内皮细胞集落形成细胞（endothelial colony-forming cell, ECFC）是另一种类型的成人干细胞，在治疗缺血性视网膜病变方面有希望，并且已经进行了临床前评估和优化。最后，人胎盘羊膜源性间充质干细胞（amniotic membrane-derived MSC, AMSC）在 DR 的治疗中也有希望，这是由于 TGF-β1 和旁分泌因子对 DR 病理环境的反应所产生的视网膜血管生成作用。

（二）干细胞改变

虽然内源性视网膜干细胞可能具有替代受损或丢失的 RPE 细胞和光感受器的潜力，但由于 MSC 具有产生旁分泌因子的能力，因此使用 MSC 对受损视网膜节细胞（RGC）进行治疗。根据目前的证据，内源性干细胞不能为视网膜再生的刺激提供重要的旁分泌支持，因为它们的作用机制通常局限于 RPE 细胞和光感受器置换，这突出表明需要外源性干细胞来填补视网膜疾病治疗的空白。MSC 的主要吸引力在于其潜在的异体用途，因为这些细胞不表达 HLA-II 类抗原和低水平的 HLA-I 类抗原。许多研究表明，间充质干细胞具有免疫抑制作用，因为它们不能刺激异体淋巴细胞增殖，尽管受到 γ 干扰素（interferon-γ，IFN-γ）刺激，但仍具有免疫抑制作用，产生调节性 T 细胞，并分泌细胞因子。考虑到炎症在 DR 进展中所起的作用，MSC 通过其免疫抑制特性来再生组织的潜力已经引起了人们的关注。

MSC 疗法的一个重要挑战是缺乏对外源性干细胞的特异性受体，以及目前对不同类型 MSC 受体机制认识的局限性。正在研究和改进的一个重要方法是在培养基中预处理或启动 MSC 以增加 CXCR4，CXCR4 是一种通过向培养基中添加细胞因子或细胞因子混合物来增加膜上的受体分子表达。这些细胞因子包括 IFN-γ、肿瘤坏死因子（TNF-α），它们都能增强 MSC 的免疫抑制特性。目前已知 ASC 主要通过基质衍生因子 -1（SDF-1）/CXCR4 和 CXC 配体 -5（CXCL5）/CXCR2 相互作用在组织中迁移；还涉及其他几种信号转导通路，包括 LPA/LPA1 信号转导通路、MAPK/Erk1/2 信号转导通路、RhoA/Rock 信号转导通路和 PDGF-BB/PDGFR-β 信号转导通路。由于 ASC 与周细胞有相同的表型重叠，我们最近发现在 ASC 中，PDGFR-β（CD140b）信号的下调会损害体外培养的视网膜内皮细胞的血管网络形成，这表明 CD140b 在 ASC 的内在能力及其对视网膜内皮细胞的血管生成影响中起着关键作用。尽管 CD140b 的细胞表面表达不是真正的 ASC 标记物，但无论传代次数如何，它在大多数 ASC 中都是组成性表达的，在细胞培养中动态范围为 40%～70%。利用这一点，进而分离出 CD140b 阳性的 ASC，并在大鼠视网膜缺血再灌注损伤（I/R）模型上评估其治疗能力。玻璃体内注射 CD140b+ASC 能更好地引导视网膜并改善 b 波振幅，这是一种视网膜内反应的一种指标，表明这些特定的干细胞群体具有治疗益处。

糖尿病导致细胞迁移所需的肌动蛋白——血管扩张剂刺激的磷酸蛋白（vasodilator-stimulated phosphoprotein，VASP）磷酸化和细胞内再分配减少，从而导致糖尿病患者外周血中 CD34$^+$ 细胞的缺陷。这是这些细胞治疗 DR 的一个重要障碍，因为糖尿病患者的自然缺陷，无法用自己的 CD34$^+$ 细胞治疗，而使用供体 CD34$^+$ 细胞将带来严重的免疫排斥风险。克服这一缺陷的一个可能的策略是将 CD34$^+$ 细胞与 MSC 并用，因为它们具有免疫调节能力，因此它们能够促进 CD34$^+$ 细胞与视网膜血管的迁移和共定位。另一方面，由于机制尚未完全认知，糖尿病患者的 CD14$^+$ 细胞似乎仍保持相应特征。缺乏对需要修复的组织的适当归位将使移植的干细胞无法修复血管损伤，从而无法阻止疾病的进一步发展。因此，为了提高临床效率，需要进一步研究和开发改善干细胞的策略。未来的研究需要考虑如何重组细胞来表达糖尿病导致细胞迁移所需的肌动蛋白，以改善干细胞在体内的能力。为此，我们正在考虑的一个选择是通过使用 CRISPR 的表观基因组编辑，在 ASC 中引入或抑制特定蛋白质。此外，使用脐血衍生的 iPSC 分化为血管祖细胞，表达内皮细胞 CD31（分化簇 31 或血小板内皮细胞黏附分子）和周细胞上发现的标记物，如 CD146（分化簇 146 或黑色素瘤细胞黏附分子），在 DR 的治疗中可能有用，因为玻璃体内注射到缺血再灌注损伤模型中的这些细胞显示了周细胞定位，而静脉注射则主要定位在内皮位置。

（三）干细胞的旁分泌性质

骨髓间充质干细胞再生和修复视网膜组织的机制似乎是通过分泌旁分泌因子，提供了一种绕过活体干细胞存活和整合到靶视网膜组织等问题的方法。由于 ASC 在组织中的含量很高，并且具有分化成周细胞的能力，而 ASC 在视网膜血管系统中必不可少，因此 ASC 对于旁分泌介导的治疗特别有吸引力。ASC 被证明能产生多种生长因子、细胞因子和趋化因子，提供营养性免疫抑制和抗炎作用。它们还显示了抵抗高血糖引起的生物能量变化的能力。在高血糖条件下，尽管细胞凋亡水平增加，但 ACS 的增殖率不受影响，在体外，它们保持了促进人脐静脉内皮细胞血管样网络形成的能力。

内源性骨髓间充质干细胞长期暴露于病理微环境会降低它们对环境信号的反应能力。因此，用各种细胞因子和其他生物分子启动这些细胞，为改善毒性微环境中的旁分泌功能提供了一个潜在的解决方案。最近，有研究表明在 Ins2（Akita）小鼠 DR 模型中发现 ASC 或其分泌因子能够减少糖尿病视网膜并发症。在这项研究中，与玻璃体内注射 CD140b 阳性 ASC 的小鼠相比，注射来自细胞因子的 ASC 的条件培养基的小鼠的视力显著提高。更重要的是，细胞因子引发的 ASC 条件培养基在体内显示出对血管渗漏的保护作用，以及在体外对 TNF-α 诱导的内皮通透性的保护作用，这表明 ASC 产生的旁分泌因子影响血管内皮细胞的完整性。在所产生的许多蛋白质中，抗炎蛋白如 IDO-1、IDO-2 和 TSG-6 在细胞因子诱导的 ASC 条件培养基中高度表达，证明对 ASC 引发过程具有潜在的治疗益处。

一项研究中分析了抗氧化剂预处理对分子 mRNA 和蛋白质水平的影响，结果提示 MSC 也可以用抗氧化剂进行灌注以提高其旁分泌性质的有效性。研究数据表明，用 N- 乙酰半胱氨酸和抗坏血酸 2- 磷酸联合体外治疗干细胞可能是恢复受损糖尿病间充质干细胞旁分泌功能的有效方法。用 LL-37（一种参与伤口修复的天然抗菌肽）对 ASC 进行预处理，已经证明可以增加早期生长反应 1（early growth response 1，EGR1）的表达和丝裂原活化蛋白激酶（MAPK）的激活，这有助于 ASC 细胞的扩增、迁移和旁分泌。缺氧致敏的小鼠骨髓间充质干细胞也显示出促存活基因的上调，包括提高了植入细胞的存活率，增加了抗氧化、抗凋亡和生长因子的分泌，所有这些都有助于 MSC 的植入、缺血环境中的存活和血管生成潜能。

（四）临床试验

目前，多项临床试验旨在测试干细胞介导的 DR 和其他眼部疾病的治疗。使用多能干细胞（pleuripotent stem cell，PSC）和 iPSC 进行视网膜干细胞移植的人类临床试验正在进行，这些多能干细胞与感光细胞和视网膜色素上皮（RPE）细胞具有相同的形态。一些试验涉及使用脂肪或骨髓来源的干细胞直接移植到眼睛中，以修复年龄相关性黄斑变性（AMD）和其他致盲性疾病患者的视网膜损伤。在一项正在进行的研究中，玻璃体内注射 CD34⁺ 骨髓间充质干细胞被用于视网膜退行性疾病或视网膜血管疾病（包括 DR）导致的不可逆视力丧失的受试者。另一项正在进行的临床试验是研究糖尿病患者内皮祖细胞（endothelial progenitor cell，EPC）是否存在缺陷，以进一步了解该病的发病机制。还有一项临床试验正在研究 iPSC 在 DR 所见毛细血管变性区域生成内皮细胞和周细胞的能力。

在美国，干细胞诊所的日渐普及凸显了在使用 ASC 治疗退行性眼病方面的一些主要问题，因为 3 名接受 AMD 治疗的患者由于高眼压相关并发症而导致严重的双侧视力丧失，出血性视网膜病变，玻璃体积血，联合牵引和视网膜脱离或晶状体脱位。然而，在这些病例中，干细胞治疗的问题似乎是由于用于获取这些细胞的来源和向患者给药的方法缺乏同质性。因此，尽管患者和医生考虑在商业细胞疗法诊所治疗时必须谨慎，但干细胞疗法本身的优点不应该被完全抹黑。为了支持这一观点，最近发现自体骨髓来源的骨髓间充质干细胞对 NPDR 受试者有益，黄斑厚度明显改善，最佳矫正视力（best corrected visual acuity，BCVA）较基线提高。

（五）间充质干细胞

间充质干细胞（MSC）是多能的基质细胞，常从骨髓中分离出来。关于 MSC 的起源和定义，目前在该领域有很多争论。缺乏造血细胞（CD14、CD45 和 CD11a）、红细胞（糖凝素 A）和血小板（CD31）的表面标记特征。骨髓间充质干细胞具有自我更新和分化能力。主要进入中胚层来源的组织，也包括外胚层和外胚层。

骨髓间充质干细胞已出现在再生医学领域，可以作为组织替代和疾病调节的可能候选。供体活检相对简单，在体外很容易扩展，可以静脉注射。此外，间充质干细胞分泌神经保护生长因子，如睫状神经营养因子（CNTF）和碱性成纤维细胞生长因子（basic fibroblast growth factor，BFGF）。考虑到这一点，并考虑到间充质干细胞形成外胚层的能力，研究人员对间充质干细胞支持和替代退行性疾病 [如年龄相关性黄斑变性（AMD）和视网膜色素变性（retinitis pigmentosa，RP）] 中失去的神经视网膜的能力进行了研究。在局部或全身注射时，骨髓和脂肪来源的间充质干细胞都被报道在疾病模型中分化为光感受器和视网膜色素上皮。骨髓间充质干细胞的移植可以延缓变性和保护视力。现在已经看到了评估玻璃体腔注射骨髓间质干细胞对 AMD 和 RP 视力影响的 Ⅰ / Ⅱ 期临床试验的开始。有趣的是，来自糖尿病小鼠模型 [非肥胖糖尿病（NOD）小鼠] 的骨髓间质干细胞的黏附和迁移减少。同一组研究还表明，NOD 间质干细胞以 Wnt/cc-cantenin 依赖的方式降低了视网膜分化能力。

（六）间充质干细胞在糖尿病中的作用

骨髓间充质干细胞在治疗糖尿病方面前景广阔，尽管其在防止终末器官损伤（免疫调节、神经保护或再生）方面的作用存在争议。骨髓间充质干细胞具有免疫调节能力。它们抑制单核细胞在体内向树突状细胞（dendritic cell，DC）分化，增加抗炎细胞因子白细胞介

素 -10（IL-10）而下调炎性移行细胞（IFN-γ）和 IL-12 的水平。这一作用是抑制 T 细胞增殖，增加 CD4$^+$、CD25$^+$、FoxP3$^+$ T 调节（T-reg）细胞的数量。糖尿病进展的易感性可能与 T-regs 的免疫调节活性有关，因此 MSC 治疗糖尿病的潜力主要是由于其释放的营养和免疫调节因子可以保护血管细胞。这一假设是否正确还有待观察，但骨髓间充质干细胞已被证明可以暂时逆转 NOD 小鼠的高血糖，而 NOD 骨髓间充质干细胞则不能。我们注意到，与野生型小鼠相比，来自 NOD 小鼠的间质干细胞具有促炎细胞因子的特征，并且在刺激反应中抑制 T 细胞增殖的能力较弱。早期糖尿病中周细胞和神经视网膜的缺失被认为是由氧化应激引起的。MSC 通过表达蛋氨酸亚砜还原酶 A 来清除活性氧（ROS），提示其具有神经保护作用。

如上所述，间充质干细胞分泌神经营养因子，这些神经营养因子被认为可以防止细胞凋亡和瘢痕形成，促进血管生成，并刺激内在神经祖细胞再生神经通路。研究表明，间充质干细胞在大鼠脑卒中模型中既能减少缺血损伤，又能促进协调运动的恢复。此外，当将间充质干细胞注入玻璃体时，在各种退行性动物模型中，间充质干细胞通过分泌神经营养因子来保护神经视网膜。虽然间充质干细胞对受损视网膜的神经保护的确切机制仍有争议，但它们的益处是明显的，目前正在进行 I / II 期临床试验，研究其对缺血性视网膜病变（包括 DR）视力的影响。

（七）内皮祖细胞

传统的规定，血管发生只能发生在胚胎发育过程中，在出生后停止。这一理论受到了一项具有里程碑意义研究的质疑，该研究分离出了一种能够分化为内皮细胞的循环细胞亚群，并有助于成年哺乳动物的新内皮化。循环细胞的存在有助于内皮细胞的更新，这一发现得到了支持，即骨髓移植可导致血管壁由供体来源的内皮细胞。这些循环细胞被称为内皮祖细胞（EPC），是一种罕见的细胞类型，可以迁移到缺血区域，并合并到活跃的血管生成部位。虽然这些细胞的来源仍有待鉴定，但初步研究表明，EPC 可以启动缺血组织的侧支血管生长。事实上，我们现在知道视网膜微血管再生可发生急性和慢性视网膜缺血。一个明显的例子是静脉闭塞后，视网膜内血管再化通过基底膜管再通，与循环重新连接。此外，如果神经视网膜死亡留有足够的空间，可发生血管内新生。在糖尿病中，IRMA 含有许多内皮细胞，似乎是缺血视网膜刺激血管生成的一种尝试。虽然糖尿病患者的视网膜血管生成受到全面抑制，但病情进展缓慢，有时间进行修复性血管生成。如果它能有效靶向，它就有可能对抗视网膜病变的缺血。然而，目前业内对于 EPC 的确切定义仍然存在混淆。

（八）内皮祖细胞的争议

在 EPC 领域，关于如何净化和扩大这种相对罕见的细胞类型，具有争论。EPC 在外周血中罕见且没有独特的识别标记，因此利用表面标记从外周血中进行 EPC 分类是困难的。因此，所使用的各种标记与其他祖细胞有很大的重叠。CD34、CD131 和 KDR 通常被用作从人类血液中富集 EPC 的表面标记物，但都可以产生造血细胞和内皮细胞。其他表面标记物（CD105、CD105、CD117、CD144）和酶活性（醛脱氢酶）也被提出用于流式细胞仪对 EPC 的分类，但同样，这些标记都不能区分 EPC 和循环血细胞。

从血液提取 EPC 较为困难，目前开发了一种集落形成实验，以产生内皮细胞集落形成单位（colony forming unit-EPC，CFU-EPC），但其中一些细胞保持髓系祖细胞活性并成熟为巨噬细胞。还值得注意的是，它们不显示复制或增殖潜力，替代疗法前细胞扩张所必需的特征。随后，内皮集落形成细胞（endothelial colonies form cell，ECFC）通过在 1 型胶原涂层板上可从外周血和脐带血中分离出来。内皮细胞集落在 3 周后出现，具有更强的增殖和血管形成潜力。CFU-EPC 和 ECFC 的转录组和蛋白质组的比较，实际上揭示了两种不同的表型，CFU-EFC 主要是造血，而 ECFC 似乎是真正的 EPC。重要的是，ECFC 可以在不使用动物产品的情况下大规模推广，这意味着 ECFC 可能被用作细胞疗法。

（九）内皮祖细胞作为临床工具的应用

内皮祖细胞在血管干细胞治疗 DR 中具有广阔的应用前景。有两种方法：可以使 EPC 定位到缺血区域并促进新生血管形成；或者 EPC 移植，无论是静脉还是玻璃体，都可以为临床级 EPC 输送到糖尿病患者的视网膜提供一种方法。

（十）提高固有内皮祖细胞数量

最近有研究试图确定能够提高 EPC 启动血管生成的内在能力的候选治疗方案。前期研究糖尿病环境会损害血管激肽。虽然骨髓来源的 EPC 可以挽救和维持几个视网膜变性和糖尿病的小鼠模型的正常血管系统，但当供体 EPC 来自糖尿病患者或糖尿病小鼠模型时，这种能力就会受到损害。糖尿病患者循环 EPC 数量减少，这似乎与血管疾病有关。因此，EPC 在未来很可能成为疾病的生物标志物。此外，研究希望通过药物操作可以帮助恢复原有的循环 EPC 及其修复功能。

小鼠模型观察显示，有几种药物可促进缺血视网膜新生血管生长，有望防止神经退化。这证明了血管生成如果得到控制，对缺血的视网膜是有益的。他汀类药物已被证明在缺血小鼠模型中促进视网膜血管重建，这可能是由于其对血管内皮细胞的深远影响。在糖尿病大鼠模型中，辛伐他汀可以增加循环内皮祖细胞的数量，从而降低诱导型活性氧合酶的 mRNA 水平，稳定视网膜。另一种降脂剂非诺贝特，在 2 型糖尿病患者的临床试验中被证明可以降低视网膜病变相关终点。非诺贝特是一种用于治疗血脂异常和高甘油三酯血症的激动剂。但是尽管这是药物的主要治疗作用，在这些研究中都没有发现药物的脂质作用与 DR 的出现或进展之间的关系。由于减缓疾病的潜在机制是血管生成，一项临床试验正在进行中，评估非诺贝特对 1 型糖尿病伴视网膜病变患者循环内皮祖细胞水平的影响。脂肪酸减少病理性视网膜血管生成在 2 型糖尿病大鼠模型中已被证实，这是由于改进循环 EPC 号码和集落形成能力，改善视网膜毛细血管功能，增加了动物的寿命。

（十一）用于细胞替换的内皮祖细胞

在 EPC 的两种亚型中，ECFC 通过形成损伤血管的内皮层直接参与血管修复。它们可以在体内进入成熟血管中，直接影响血管修复。它们也可以释放旁分泌因子，帮助血管修复。另外，CFU-EPC 似乎仅以旁分泌方式影响血管修复。已知它们能分泌生长因子，刺激血管壁内的内皮祖细胞。这使得一些实验室在观察 EPC 对严重肢体缺血小鼠后肢模型的修复潜力时，考虑使用混合细胞群。ECFC 可以纳入缺血视网膜病变小鼠模型的常驻血管，防止新生血管形成。因此，当 ECFC 看起来是真正的 EPC 时，其作为一种同质细胞类型的临床评价是重要的。

值得注意的是，静脉注射给药的 EPC 易在肝脏和脾脏中堆积。此外，我们必须注意到，与间充质干细胞一样，糖尿病宿主环境不利于 EPC 的迁移和黏附，从而阻碍了 EPC 的修复能力。这突出了眼睛相对于其他器官的优势，因为能够直接看到缺血的视网膜，并将细胞疗法直接送到感兴趣的区域。因此，根据该程序的个别病例报道，目前正在进行一项 Ⅰ / Ⅱ 期临床试验，以观察玻璃体内注射骨髓来源的 $CD34^+$ 细胞对 DR 的安全性。

（十二）脂肪基质细胞

与间充质干细胞和 EPC 具有相同特性的祖细胞是从一系列成人细胞组织类型中分离出来。脂肪来源的基质细胞（如 ASC）就是这样一种细胞类型，因获取它们所做的微创手术（吸脂或腹部成形术）而引起人们的兴趣。它们可以在体外扩展以刺激血管形成。在氧诱导视网膜病变（OIR）和糖尿病小鼠模型中，玻璃体腔注射的 ASC 与视网膜血管结合，提供功能血管保护，防止视网膜毛细血管水肿。此外，玻璃体腔内注射 ASC 对长期的高血糖（链脲佐菌素诱导）小鼠模型不仅具有血管保护作用，而且具有神经保护作用，可改善 ERG 反应。上述临床前研究有助于开展转化临床研究，以评估 ASC 对抗视网膜毛细血管水肿、神经退行性变和 DR 的治疗作用。

（十三）多能干细胞

多能干细胞具有分化为所有细胞系并成熟为任何细胞类型的能力。因此，最近研究已经开始寻找可替代视网膜细胞的多能干细胞。在收集视网膜祖细胞进行移植的阶段，移植可以改善这些细胞的定位、整合，使其在宿主视网膜上成为功能光感受器，从而恢复视网膜退行性疾病的小鼠的视力。从体外胚胎干细胞中提取的祖细胞也可以整合，然而，在糖尿病中视网膜细胞替代是否起作用是值得怀疑的，仍有待研究。

使用 ESC 衍生的 RPE 细胞替代品作为老年性黄斑变性和眼底黄色斑点症等疾病的治疗目前正在临床试验中。越来越多的证据表明糖尿病会导致 RPE 功能障碍。在 DR 中，内皮细胞和 RPE 屏障的紧密连接都受到损害，而末期缺氧会导致 RPE 屏障的破坏。RPE 细胞替代可能在未来的糖尿病管理中发挥作用，然而对糖尿病 RPE 功能障碍的发病机制的了解还处于起步阶段，细胞替代的潜力还有待探索。

在遗传条件下重新编程成体细胞，使之成为诱导多能干细胞，建模"培养皿"中的疾病是有可能的。在眼科领域，三维视网膜器官样培养方案的发展取得了很大进展，其提供了分层的视网膜上皮，现在被许多实验室用于观察视网膜营养不良和视网膜发育障碍。然而，糖尿病是一种复杂的疾病，基因型、代谢和环境影响决定了疾病的进展。iPSC 技术是否在模拟 DR 和确定个体对疾病的易感性方面发挥作用还有待探索。

（十四）干细胞治疗的局限性及未来发展方向

尽管在了解干细胞治疗 DR 和其他糖尿病并发症方面取得了巨大进展，但临床仍存在一些问题需要解决。MSC 治疗的主要障碍之一是由于 DR 的毒性病理，病变视网膜的恶劣环境往往不利于生存。目前，提高骨髓间充质干细胞归巢效率的措施包括改进给药方式、优化培养条件以提高归巢分子的表达，以及设计细胞表面受体或靶组织本身以改善归巢。一些细胞特别是 ASC 被证明对高血糖有抵抗力，但其他研究表明，与健康的 ASC 相比，糖尿病患者的 ASC 功能受损，这表明相互矛盾的数据需要更多的研究来更好地理解外源性修复干细胞如何被操纵以获得更好的结果。干细胞治疗中必须克服的另一个障碍是某些细胞类型（如视网膜祖细胞）的增殖和分化能力有限。为此，使用去细胞化的 ASC 基质或通过使用逆转录病毒转导的 RPE 去分化来产生神经视网膜的终末分化细胞已经显示出了希望。干细胞疗法临床前研究的另一个挑战是动物模型和人类疾病之间的差异，其临床终点不匹配，临床参数不能预测此类治疗的结果。为此，使用整体血液学参数可以预测自体骨髓间充质干细胞移植后的结果，尽管这些参数可能不代表组织或器官的特定功能。目前尚不清楚单一干细胞类型或多种细胞类型的组合是否对 DR 治疗有益。为了探索这一途径，研究人员对体外扩增成人干细胞衍生的视网膜类器官的开发非常感兴趣。实验室干细胞疗法适合人类使用，因此需要在 GMP 条件下且可重复性制造条件下制备细胞以满足监管机构的具体要求。在过去几年里，再生医学在视网膜疾病的干细胞治疗方面取得了显著进展，预计这一趋势将在未来几年内持续下去，从而取得成功。

五、目前治疗的局限性

虽然目前 PDR 和 DME 的治疗方法效果显著，但并非没有缺陷。激光光凝术是一种有创治疗手段，虽能改善视力损害，但会带来对比度敏感性降低、颜色感知受损以及视野缩小等后遗症。虽然玻璃体内注射抗 VEGF 药物具有短期疗效，但在某些情况下可能会导致视网膜前纤维组织收缩和视网膜牵引脱离，并且玻璃体内反复注射也存在注射相关并发症的风险，包括眼内炎症、出血、眼压升高、视网膜脱离等。此外，长期抗 VEGF 治疗的不良影响尚不明确，目前可能包括视网膜神经变性和脉络膜萎缩。脉络膜毛细血管是构成视网膜基础和提供营养的丰富血管网络。眼内激素治疗可能引起白内障、眼压升高、出血和眼内炎症发生。由于激素作用时间有限，玻璃体内曲安奈德注射液需要每隔几个月进行 1 次。基因治疗是一种新兴治疗方法，在很多动物实验体外和体内研究中显示出独特优势。然而，迄今尚未进行任何人类临床研究，主要原因包括 DR 的致病性复杂、眼部及各生理系统安全维护以及几种候选病毒载体的低转导效率。随着基因治疗领域的迅速发展，以及研究人员对 DR 机制的深入了解，新的治疗方法未来可期。

第九章
糖尿病视网膜病变预防及展望

在全球范围内，超过 1.35 亿人患有糖尿病，预计在未来 20 年内人数将增加两倍甚至更多。在美国，糖尿病影响着 1 700 多万人的正常生活，每年新确诊的 2 型糖尿病病例约有 80 万例。美国糖尿病协会报告显示，糖尿病视网膜病变（DR）是美国工作年龄（25 ~ 64 岁）视力损害的主要病因，每年有 1.2 万 ~ 2.4 万名糖尿病患者因这种疾病而致盲。DR 是糖尿病的主要眼部微血管并发症。实际上，有许多系统性风险因素都可以影响 DR 的发展和进展。

一、高血糖症

现有观察性研究证明了高血糖和视网膜病变之间的关系。糖尿病控制与并发症试验（DCCT）和英国前瞻性糖尿病研究（UKPDS）是两个随机临床试验。它们揭示了血糖控制在预防 DR 方面的有效性。DCCT 研究表明，在视网膜病变的 1 型糖尿病患者或轻、中度 NPDR 患者中，强化血糖控制对视网膜病变的进展速度、严重视网膜病变的发展或需要视网膜光凝的速度都存在有益影响，并且强化血糖控制可降低约25% 视网膜病变发生率，降低约 75% 进展性视网膜病变发生率。接受强化血糖治疗的个体显示视网膜病变的进展大约减少了 50%。强化组治疗和常规组治疗的 HbA1c 中位数分别为 7.2% 和 9.1%。

糖尿病干预和并发症流行病学（EDIC）研究小组在 DCCT 结束后对患者进行了 4 年的跟踪调查，发现即使高血糖增加（HbA1c 从 7.2% 增加到 7.9%），强化血糖控制仍然具有重要作用。英国糖尿病前瞻性研究（UKPDS）研究了血糖控制对 2 型糖尿病患者的影响。研究发现，强化治疗可将糖化血红蛋白从 7.9% 降低到 7.0%，可减少 25% 的微血管并发症发生率。但强化胰岛素治疗确实存在风险，患者更有可能出现低血糖、伤口感染、体重增加以及最初视网膜病变的轻微恶化（视网膜病变恶化显示在 18 个月后消失）等并发症。当前目标是尽可能更好地控制血糖，同时降低不良事件的风险。一项研究在糖耐量受损和新诊断的糖尿病患者中发现，在糖代谢受损的个体中，发生视网膜病变的患病率为 13.6%，在新确诊的糖尿病患者中，患病率为 17.5%。此外，研究发现，糖化血红蛋白水平较高的人，其视网膜病变的患病率增加。

二、高血压

高血压是 DR 发生和发展的重要危险因素，患者和患者医疗团队需要严格控制高血压的发生、发展。UKPDS 是一项大型随机临床试验，评估血压（blood pressure，BP）和血糖控制在 2 型糖尿病患者 DR 预防和进展中的作用。受试者被随机分为强化血压控制组（BP ≤ 144/82mmHg）和非严格控制组（BP ≥ 154/87mmHg）。强化控制组的个体 DR 进展的风险降低了 34%，糖尿病微血管终点降低了 37%。

UKPDS 数据显示，血管紧张素转换酶（ACE）抑制剂或 ACE 的疗效无明显差异。在 2 型糖尿病患者中，对于合并高血压患者，最重要的是控制血压。糖尿病试验中适当的血压控制是一项前瞻性随机研究。该试验比较了在 2 型高血压糖尿病患者中强化和中度 BP 控制的效果。研究发现，钙通道阻滞剂（尼索地平）和 ACE 抑制剂（依那普利）在视网膜病变治疗进展中疗效没有差异，可能是由于阈值效应，可通过进一步降低 BP 来影响是否降低视网膜病变进展风险。糖尿病缓解临床试验（diabetes remission clinical trial，DIRECT）研究是一项大型的随机对照临床试验，目的是检查 ACE 抑制剂在预防 1 型和 2 型糖尿病 DR 的发生和发展中的治疗效果。

三、肾功能受损

视网膜病变和肾病是糖尿病合并高血糖和高血压的两个重要的微血管并发症。微量白蛋白尿合作研究小组发现，视网膜病变不是蛋白尿的独立预测因子。但美国威斯康星糖尿病视网膜病变的流行病学研究（The Wisconsin epidemiological study of diabetic retinopathy，WESDR）的研究发现，DR 的存在和严重程度仍是发展蛋白尿风险的指标。蛋白尿是 1 型糖尿病患者 PDR 发生的已知预测因子，而总蛋白尿也与 1 型糖尿病患者发生糖尿病黄斑水肿的风险增加 95% 有关。目前争议在于肾病与 DR 的关联究竟是由高血糖症还是由 DR 的独立危险因素引起的。

众所周知，使用 ACE 抑制剂可减慢肾病的进展。最近研究表明，血清中 ACE 抑制剂的浓度与 DR 的严重程度直接相关，并且在眼球中发现了肾素 - 血管紧张素系统的成分。研究发现使用 ACE 抑制剂还可以防止 DR 的发生和发展。但是，肾素 - 血管紧张素系统与 DR 的发生和发展之间的关系并不清晰。初步研究结果表明，在血压正常的糖尿病患者中，ACE 抑制剂对 DR 的影响尚不明确。最近两项研究评价了玻璃体和血浆血管内皮生长因子浓度之间的关系以及使用 ACE 抑制剂的效果，结果不尽相同。研究发现，使用 ACE 抑制剂可降低玻璃体血管内皮生长因子的水平，能防止 PDR 的发展。但在另一项研究中，循环血浆血管内皮生长因子水平不受 ACE 抑制剂的影响。

最新的随机临床试验发现，在血压正常的 1 型糖尿病患者中使用赖诺普利可降低视网膜病变进展可能。在 1 型糖尿病患者中使用 ACE 抑制剂的其他研究表明，其对 DR 的进展无明显益处。在血压正常的 1 型糖尿病患者中，用 ACE 抑制剂治疗 DR 也有不同的结果。一项以蛋白尿发展为终点的研究发现，血管紧张素转换酶抑制剂（ACEI）在延缓视网膜病变的进展方面是有益的。最近一项研究对在正常血压的 2 型糖尿病患者中使用 ACE 抑制剂的疗效进行评价，研究以增生性进展的 DR 为终点，但由于一项中期分析未能确定其有益作用而提前终止。鉴于上述研究结果不一，糖尿病缓解临床试验（DIRECT）研究正在进行一项大型随机双盲安慰剂对照试验，以研究 ACE 抑制剂和 ACE 受体阻滞剂在 1 型和 2 型糖尿病患者中的功效。对于难治性视网膜病变和黄斑水肿的患者，应评估其肾脏状况。

四、高脂血症

血脂异常是糖尿病肾病的已知危险因素，但是血脂对 DR 和黄斑水肿的具体影响仍在研究中。DR 早期治疗研究（early treatment of DR，ETDRS）发现，血清总胆固醇和甘油三酯升高与程度严重的硬性渗出液形成有关。相比之下，来自 WESDR 的纵向数据并未显示出胆固醇水平与视网膜病变或黄斑水肿的发生之间存在关联。硬性渗出物与脂质升高有关，会增加视网膜下纤维化风险，导致视觉功能减退。目前尚未出现有力证据表明，在血脂升高的糖尿病患者中使用降脂药具有治疗意义。

五、阿司匹林

与非糖尿病患者相比，糖尿病患者更易发生血栓形成，这可能是由于糖尿病患者血浆纤溶酶原激活物抑制物水平增加所致。几项研究，研究了阿司匹林在微血管糖尿病并发症治疗中的应用。一项针对犬类的研究发现，阿司匹林可以预防视网膜病变的早期改变。然而，尚未进行任何大规模的研究来表明阿司匹林可以预防视网膜病变的早期改变。研究数据显示，每天服用阿司匹林既不会增加或减少人类 DR 发生或发展的风险，也不会增加糖尿病患者玻璃体积血或黄斑水肿进展的风险。动物研究与人类研究之间的差异可能是由于临床试验中使用的剂量低得多。阿司匹林和其他抗炎药的作用是当前研究的领域。

六、吸烟

研究证明，吸烟不是视网膜病变长期发生的独立危险因素。但在 1 型糖尿病中吸烟与视网膜病变之间的关联非常复杂，可能涉及许多干预变量。尽管吸烟对 DR 的影响尚未明确，但毫无疑问的是，吸烟是糖尿病并发症，尤其是心血管并发症的危险因素。因此，应对所有 DM 患者进行戒烟健康教育。

七、妊娠

妊娠是短期内 DR 进展的主要危险因素，通常表现为短暂性进展，不会增加孕后 DR 长期进展风险。妊娠期视网膜病变加剧的机制可能涉及性激素变化，对血糖控制产生不利影响。另外，孕酮增加可能诱导眼内血管中内皮生长因子的产生。妊娠期出现的全身和视网膜血流动力学改变也可能影响视网膜病变的进程。最近使用的共聚焦激光多普勒扫描进行的一项前瞻性研究发现，与非糖尿病女性患者相比，糖尿病女性患者在妊娠期间以及产后至少 6 个月的视网膜毛细血管血流量明显增加。

前瞻性队列研究糖尿病早期研究（prospective cohort study diabetes early study，DEPS）发现，糖化血红蛋白水平升高会增加妊娠早期（≤ 14 周）视网膜病变进展的风险。在本研究中，糖尿病高血糖控制欠佳会增加妊娠风险，应在妊娠早期对代谢控制进行快速改善，因此建议在受孕前先进行良好的代谢控制测试，以防止妊娠早期糖尿病加快 DR 进展风险。

妊娠期间视网膜病变进展的风险因素包括：糖尿病持续时间、受孕时视网膜病变的数量、血糖控制情况、微血管并发症以及高血压。以上研究强调了备孕糖尿病患者中血糖控制和血压控制的重要性。与妊娠期间的常规胰岛素治疗相比，孕早期使用赖脯胰岛素可以加强妊娠早期的血糖控制，但赖脯胰岛素对 DR 的进展并未表现出明显干预。

有妊娠计划的糖尿病患者应在妊娠前咨询有关优化血糖和血压控制的相关事宜，妊娠期间应进行持续监测，并且对全身性疾病进行最佳控制，减少妊娠状态下糖尿病患者眼睛和视力产生长期影响。

八、遗传

虽然高血糖症和糖尿病持续时间是较为重要的危险因素，但有些糖尿病控制不佳和疾病持续时间长的患者仍然未出现视网膜病变，表明遗传易感性可能会影响并发症的发生。在 1 型和 2 型糖尿病患者中，糖尿病肾病的家族遗传性已得到充分证实，对于 2 型糖尿病伴 DR 的糖尿病患者也可能存在类似遗传性。实际上，在患有视网膜病变的 2 型糖尿病患者的兄弟姐妹中，DR 的家族遗传性高出正常人 3 倍。

单基因的不同多态性（如内皮型一氧化氮合酶基因和维生素 D 受体基因）既可以保护个体免受 DR 的侵袭，也可以使个体更容易发生 DR。目前，有 10 多个候选基因被认为与 DR 有关，新的研究正在不断发现更多的相关基因。最近，细胞间黏附分子 -1 和转化生长因子的编码基因有两个明显的多态性，已经被认为是视网膜病变的危险因素。虽然确切机制尚不清楚，但全身性疾病的眼部表现表明，白细胞可活化并黏附于视网膜血管内皮细胞导致血管渗漏、无灌注，并最终导致新生血管形成。

遗传序列数据除了提供治疗和预防这些并发症的新策略外，还提供了大量有关疾病（如 DR）的突变和并发症的信息。然而，尚不确定 DR 是否具有主要的遗传基础。

九、展望

越来越多的证据支持控制机体因素的重要性。血糖、血压和血脂的控制不仅对降低糖尿病发病率很重要，而且对调整医生的治疗方案和患者的自我管理也很重要，接受良好健康教育的患者和了解了上述因素的眼科医生及其医疗团队将确保对机体系统风险因素的最佳控制，并尽量减少患者视力损害。

尽管 DR 临床防治现已取得了显著进展，目前治疗方案包括应用坎地沙坦和非诺贝特可抑制 DR 发生和发展、贝伐单抗有效减轻黄斑水肿改善视力以及玻璃体切割手术技术等。但是 DR 致盲率并未明显下降，因此，临床防治任重道远。在防治 DR 发生及进展、减轻视力损害以及降低致盲率等问题上，我国仍然面临许多挑战，应尽早建立全国性 DR 远程筛查防治模式和相关策略。部分欧洲国家，如瑞典和英国等，已相继建立并实施了全国性的 DR 远程筛查，通过早期筛查可及时发现 DR 危险因子，对可改变的危险因子进行干预，最终有效降低糖尿病并发症致盲率。目前，我国普遍缺乏对糖尿病患者定期开展 DR 的筛查方法，急需建立以政府为主导的 DR 远程筛查防治模式和策略。2009 年卫生部疾病预防控制局颁发了《糖尿病管理模式推广项目实施方案》和《糖尿病管理模式推广项目技术操作手册》，由综合医院、社区卫生服务机构及疾病预防控制机构协作执行，为患者提供咨询、筛查、终身定期随访及适时和适当的治疗条件。

全国糖尿病的防治策略为 DR 远程筛查防治模式的建立提供了契机。因此，加强 DR 转化医学研究有助于发现新的有效治疗方法。DR 临床防治是一项系统性工程，需要眼科、内分泌科、心血管科多科室配合以及社区医生等参与的多种治疗方法的综合防治，而 DR 定期筛查以及对危险因子的干预为防止 DR 发生提供了可能。既往防治经验表明，虽然目前防治策略确实取得了显著成果，但 DR 发生发展仍然不可完全避免。究其原因，与其发生发展中多因素参与的复杂性有关。目前研究模式为首先通过基础医学研究，揭示 DR 早期发病的分子机制，进而以相关分子基因为靶点。通过干预研究、临床前期研究和临床研究，发现新的治疗 DR 的有效药物从而防止 DR 发生或抑制其进展。坎地沙坦、非诺贝特、辛伐他汀等药物，尤其贝伐单抗，是有效治疗 DR 的转化医学研究成功的范例。DR 发病机制的研究一直是本领域研究的一个热点，其中炎症因子学说备受推崇，上述药物治疗的有效机制主要都与其抗炎有关。然而，高糖环境下炎症因子活化的机制如何、炎症因子如何引起视网膜血管细胞凋亡以及血管神经功能异常等问题还未解决。更为重要的是，血糖控制正常的糖尿病患者，炎症因子活化继续存在，DR 仍然会发生发展，这种高血糖"代谢记忆"的机制又是如何产生的尚未可知。此外，贝伐单抗治疗 DME 效果显著，但反复玻璃体腔注射费用昂贵、眼内并发症难以完全避免，是否研制出缓释装置以及球旁注射或非侵入给药途径，如眼药水局部应用等诸如此类问题的解决，以及 DR 基因易感性、干细胞移植等策略，均有赖于转化医学研究的成果。即针对临床问题，通过应用基础研究的探索，最终找到解决临床问题的方法。为制订基于循证医学为基础的 DR 临床防治规范，我国眼底病学组于 1984 年提出了 DR 分类法。该分类法一直沿用至今，尽管不十分完善，如未对黄斑水肿进行分类分级，但它对我国 DR 临床诊断及防治有着强大的指导作用，而且仍将发挥重要作用。近年来 DR 危险因子研究、发病机制的阐明、治疗药物的研制、激光光凝术以及手术治疗技术等有了长足的进步，为制订基于循证医学为基础的 DR 临床防治规范提供了科学和技术基础。同时，我国病例资源丰富、人们自我保健意识增强、国家科技投入快速增加以及社会保障体系局部完善等有利条件，为 DR 临床防治规范的制订和实施提供了人力和财力的保障。

[1] VUJOSEVIC S, ALDINGTON S J, SILVA P, et al. Screening for diabetic retinopathy: new perspectives and challenges. Lancet Diabetes Endocrinol, 2020, 8（4）: 337-347.

[2] COLE J B, FLOREZ J C. Genetics of diabetes mellitus and diabetes complications. Nat Rev Nephrol, 2020, 16（7）: 377-390.

[3] ANTONETTI D A, SILVA P S, STITT A W. Current understanding of the molecular and cellular pathology of diabetic retinopathy. Nat Rev Endocrinol, 2021, 17（4）: 195-206.

[4] 惠延年. 精确评估和控制糖尿病视网膜病变的进展. 中华眼底病杂志, 2021, 37（1）: 1-4.

[5] SUN Z, YANG D, TANG Z, et al. Optical coherence tomography angiography in diabetic retinopathy: an updated review. Eye, 2021, 35（1）: 149-161.

[6] TAURONE S, RALLI M, NEBBIOSO M, et al. The role of inflammation in diabetic retinopathy: a review. Eur Rev Med Pharmacol Sci, 2020, 24（20）: 10319-10329.

[7] JI L Y, TIAN H, WEBSTER K A, et al. Neurovascular regulation in diabetic retinopathy and emerging therapies. Cell Mol Life Sci, 2021, 78（16）: 5977-5985.

[8] 万光明, 薛瑢. 从视网膜氧化应激与微血管改变谈糖尿病视网膜病变的发病机制和防治策略. 眼科新进展, 2022, 42（7）: 505-509.

[9] WRIGHT W S, ESHAQ R S, LEE M, et al. Retinal physiology and circulation: effect of diabetes. Compr Physiol, 2020, 10（3）: 933-974.

[10] TAN Y, FUKUTOMI A, SUN M T, et al. Anti-VEGF crunch syndrome in proliferative diabetic retinopathy: a review. Surv Ophthalmol, 2021, 66（6）: 926-932.

[11] FORBES J M, FOTHERINGHAM A K. Vascular complications in diabetes: old messages, new thoughts. Diabetologia, 2017, 60（11）: 2129-2138.

[12] 陈丹丹, 帅天姣, 李娟, 等. 糖尿病视网膜病变微血管神经病变发病机制的研究进展. 国际眼科杂志, 2018, 18（5）: 844-846.

[13] GRAUSLUND J. Diabetic retinopathy screening in the emerging era of artificial intelligence. Diabetologia, 2022, 65（9）: 1415-1423.

[14] KUMARI N, KARMAKAR A, GANESAN SK. Targeting epigenetic modifications as a potential therapeutic option for diabetic retinopathy. J Cell Physiol, 2020, 235（3）: 1933-1947.

[15] MCANANY J J, PERSIDINA O S, PARK J C. Clinical electroretinography in diabetic retinopathy: a review. Surv Ophthalmol, 2022, 67（3）: 712-722.

[16] SAHAJPAL N S, GOEL R K, CHAUBEY A, et al. Pathological perturbations in diabetic retinopathy: hyperglycemia, ages, oxidative stress and inflammatory pathways. Curr Protein Pept Sci, 2019, 20（1）: 92-110.

[17] SIMÓ R，SIMÓ-SERVAT O，BOGDANOV P，et al. Diabetic retinopathy: role of neurodegeneration and therapeutic perspectives. Asia-Pacific Journal of Ophthalmology，2022，11（2）：160-167.

[18] 毛小雪，牛媖，刘宇航，等 . 光学相干断层扫描血管成像在糖尿病视网膜病变中的应用进展 . 中华糖尿病杂志，2022，14（1）：80-83.

[19] GALE M J，SCRUGGS B A，FLAXEL C J. Diabetic eye disease: a review of screening and management recommendations. Clin Exp Ophthalmol，2021，49（2）：128-145.

[20] NEBBIOSO M，LAMBIASE A，ARMENTANO M，et al. Diabetic retinopathy, oxidative stress, and sirtuins: an in depth look in enzymatic patterns and new therapeutic horizons. Surv Ophthalmol，2022，67（1）：168-183.

[21] 张芳，许迅 . 重视基于代谢异质性的糖尿病视网膜病变早期诊断和精准防治研究 . 中华实验眼科杂志，2022，40（1）：1-5.

[22] ARRIGO A，ARAGONA E，BANDELLO F.VEGF-targeting drugs for the treatment of retinal neovascularization in diabetic retinopathy. Ann Med，2022，54（1）：1089-1111.

[23] 杨敏，罗向霞，康莉，等 . 中医药防治糖尿病视网膜病变机制研究进展 . 中华中医药杂志，2018，33（11）：5041-5044.

[24] WHITEHEAD M，WICKREMASINGHE S，OSBORNE A，et al. Diabetic retinopathy: a complex pathophysiology requiring novel therapeutic strategies. Expert Opin Biol Ther，2018，8（12）：1257-1270.

[25] SPENCER B G，ESTEVEZ J J，LIU E，et al. Pericytes, inflammation, and diabetic retinopathy. Inflammopharmacology，2020，28（3）：697-709.

[26] DAS T，TAKKAR B，SIVAPRASAD S，et al. Recently updated global diabetic retinopathy screening guidelines: commonalities, differences, and future possibilities. Eye，2021，35（10）：2685-2698.

[27] ROY S，KERN T S，SONG B，et al.Mechanistic insights into pathological changes in the diabetic retina: implications for targeting diabetic retinopathy. Am J Pathol，2017，187（1）：9-19.

[28] BROADHEAD G K，HONG T，BAHRAMI B，et al. Diet and risk of visual impairment: a review of dietary factors and risk of common causes of visual impairment. Nutr Rev，2021，79（6）：636-650.